Manual de Fisiopatologia e Nutrição

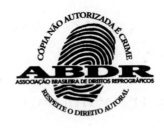

Dados Internacionais de Catalogação na Publicação (CIP)
(Câmara Brasileira do Livro, SP, Brasil)

Costa, Eronita de Aquino
  Manual de fisiopatologia e nutrição / Eronita de Aquino Costa. 6. ed. – Petrópolis, RJ : Vozes, 2013.

  ISBN 978-85-326-3181-7

  1. Doenças – Aspectos nutricionais 2. Fisiologia patológica 3. Hábitos alimentares 4. Medicina preventiva 5. Nutrição I. Título.

05-4129

CDD-613.2
NLM-WB 400

Índices para catálogo sistemático:
  1. Alimentos e fisiopatologia humana : Nutrição aplicada : Promoção da saúde   613.2
  2. Fisiopatologia humana e alimentos : Nutrição aplicada : Promoção da saúde   613.2

Eronita de Aquino Costa

Manual de Fisiopatologia e Nutrição

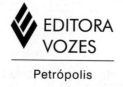

Petrópolis

© 2005, Editora Vozes Ltda.
Rua Frei Luís, 100
25689-900 Petrópolis, RJ
Internet: http://www.vozes.com.br
Brasil

Todos os direitos reservados. Nenhuma parte desta obra poderá ser reproduzida ou transmitida por qualquer forma e/ou quaisquer meios (eletrônico ou mecânico, incluindo fotocópia e gravação) ou arquivada em qualquer sistema ou banco de dados sem permissão escrita da Editora.

Editoração: Sheila Ferreira Neiva
Projeto gráfico e capa: AG.SR Desenv. Gráfico
Ilustrações: Leonardo Holderbaum

ISBN 978-85-326-3181-7

Os direitos autorais desta obra foram cedidos pela autora à APAI.

Editado conforme o novo acordo ortográfico.

Este livro foi composto e impresso pela Editora Vozes Ltda.

Não basta reivindicar. É imprescindível
lutar com eficácia, competência e
honestidade de propósito. Jamais negar
a tradição de luta, marco que
caracteriza a grandiosidade de nossa
classe (E. Aquino).

A meus pacientes, os quais são a razão desta pesquisa.

A meus filhos: Elizon, Erito, André Luiz e Maria Cecília.

A meus netos com todo meu carinho.

Ao amigo Lídio Peretti, editor cultural da Editora Vozes, pelo incentivo e pela valorização dada ao autor.

Sumário

Introdução, 9

1. Sistema digestório, 11

2. Sistema urinário, 83

3. Sistema cardiovascular, 99

4. Sistema circulatório, 115

5. Sistema linfático, 137

6. Sistema endócrino, 143

7. Sistema respiratório, 163

8. Sistema nervoso, 175

9. Sistema esquelético, 189

10. Obesidade, 199

Anexos, 203

Glossário, 207

Bibliografia, 215

Índice, 217

INTRODUÇÃO

Este livro destina-se a dar informações precisas e atualizadas, pesquisadas e escritas para uma leitura de fácil compreensão, tanto ao profissional de saúde quanto ao leigo.

As informações são apresentadas de tal maneira que o leitor que despertar interesse pelo assunto pode contar com dados claros, facilmente acessíveis a uma rápida consulta.

São fornecidas informações sobre fisiopatologia humana dos órgãos e sistemas principais, com orientações sobre alimentos que devemos utilizar a cada caso individualmente para obter uma boa nutrição, não só em caso de doenças, mas como preventivo para uma boa saúde.

Mas, para tanto, precisamos também conhecer os princípios básicos da educação nutricional.

O homem necessita comer; o instinto humano é necessariamente um guia para a obtenção de uma dieta adequada, basta educá-lo.

Os hábitos alimentares são cumulativos, os novos hábitos adquiridos são repassados às gerações seguintes.

Os hábitos alimentares não são estáticos, eles se modificam por razões diversas, como novos enfoques e significados, tecnologias, falta de alimentos e intercâmbios culturais.

A educação pode modificar os hábitos alimentares; quanto mais jovem, mais fácil a modificação, pois a velocidade de aprendizagem é inversamente proporcional ao aumento da idade cronológica.

A educação alimentar deve cumprir uma função social, isto é, deve tentar solucionar os problemas existentes.

A educação alimentar deve adaptar-se às necessidades e recursos do educando, levando em conta as leis de aprendizagem. As leis de aprendizagem devem atender às necessidades do educando, respeitando seu nível educativo e suas tradições; devem dirigir-se aos seus interesses e sua personalidade, buscando modificar seus hábitos sem violentar suas crenças e sem reduzir seus valores.

O objetivo da educação nutricional é estabelecer atitudes e hábitos que resultem em uma inteligente seleção de alimentos no consumo de uma dieta nutritiva em todas as idades.

Mas esta educação nutricional não se restringe só ao pobre, porque vimos exemplos de população da classe alta superalimentada e desnutrida, por falta de conhecimento para selecionar os alimentos essenciais para uma boa nutrição.

1
SISTEMA DIGESTÓRIO

O sistema digestório é formado por um conjunto de órgãos tais como: boca, faringe, esôfago, estômago, órgãos anexos, glândulas salivares, glândulas parótidas e glândulas submaxilares, fígado, pâncreas, intestino delgado e intestino grosso (có-

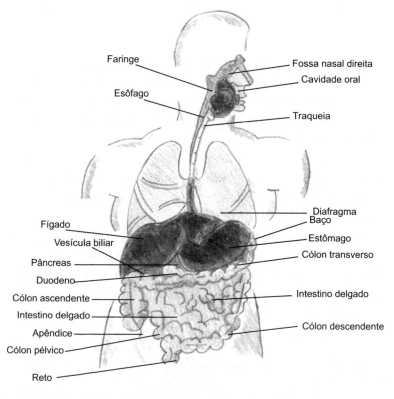

11

Manual de fisiopatologia e nutrição

lon). São órgãos compactos, derivados de mucosa. Tem início na cabeça e estende-se da boca ao ânus, comunicando-se com o exterior através da orofaringe.

"Sistema digestivo compreende os órgãos responsáveis pela mastigação, ingestão, digestão e absorção dos alimentos e eliminação de parte dos resíduos. Constituído por longo tubo músculo-membranoso e seus derivados, tem início na cabeça, no orifício bucal, percorrendo sucessivamente o pescoço, o tórax, o abdome e termina no orifício anal. O tubo digestivo é dividido em vários segmentos principais: boca, faringe, estômago, intestino delgado e intestino grosso. São seus derivados: os dentes; as glândulas salivares maiores (glândulas parótidas, glândulas submandibulares e glândulas sublinguais) e menores; o fígado e o pâncreas, além de numerosas glândulas contidas em suas paredes"[1].

1.1 Boca

Na boca não ocorre a digestão; a boca recebe os alimentos e reduz seu tamanho por meio de um processo de mastigação e trituração dos alimentos pelos dentes, formando partículas menores que são digeridas ou assimiladas. Este processo é conduzido pelo sistema nervoso central (SNC).

Porém, na boca se dá o início da digestão dos amidos e pela ação da saliva secretada pelas glândulas salivares, que contém ptialina, substância responsável pela digestão do amido, e a mucina, com função lubrificante.

Na digestão, a saliva tem pouca importância porque a ptialina, enzima secretada pelas glândulas parótidas, que desdobra o amido e o glicogênio em maltose e dextrina, é rapidamente desativada por ter pH muito baixo, de modo que a digestão dos alimentos na boca não chega a ocorrer.

---

1. ERHART, Eros A. *Elementos de anatomia humana*. São Paulo: Atheneu, 1962, p. 237, § 1-2.

1. Sistema digestório

1.1.1 Estomatite

Estomatite é uma inflamação da mucosa bucal que pode ser uma enfermidade primária ou secundária.

• Primária: invasão de microrganismos patogênicos locais, pós-traumatismo.

• Secundária ou sistêmica: em geral é por avitaminoses, discrasia sanguínea (anemia primária e bucose), processos infecciosos (sífilis), reações orgânicas a iodetos, mercúrio, brometos, barbitúricos etc.

Os sintomas são variáveis, vão desde úlceras dolorosas da mucosa oral até a gangrena generalizada da boca, passando por dor, halitose, sangramento, secreção purulenta, febres, calor – tipo queimação da boca – e disfagia. Esta última consiste na dificuldade de engolir; é uma doença da orofaringe e caracteriza-se pela dificuldade em passar o bolo alimentar da boca para a faringe e dela para o esôfago.

Em caso de disfagia, pode ocorrer regurgitação imediata do alimento através das narinas, causando sufocação e deglutição repetida, sobretudo nas alterações neuromusculares. A regurgitação de alimentos não digeridos pode ocorrer minutos a horas após a refeição. Devemos tirar um tempo para nos alimentarmos com calma, mastigando bem o alimento, se necessário ingerir líquidos para melhor deglutir. É recomendável beber água pura.

1.2 Faringe

Deglutição é o trajeto do bolo alimentar da boca para o esôfago, passando pela faringe. O bolo alimentar, sendo insalivado, é comprimido pela abóbada palatina com a língua, passando para a faringe e desta para o esôfago. Os movimentos de deglutição são feitos contraindo-se os músculos do pescoço.

Nesse movimento, a epiglote fecha a laringe e o alimento passa para o esôfago. As paredes do esôfago, estômago e intestino

Manual de fisiopatologia e nutrição

possuem fibras musculares, que se dispõem em vários sentidos, e as contrações destas fibras dão início a movimentos ondulatórios chamados movimentos peristálticos.

Os alimentos, ao chegarem ao esôfago pela deglutição, são impulsionados ao longo do tubo digestório. No estômago, o bolo alimentar, ainda impregnado de saliva, sofre a ação da ptialina. Entretanto, com a acidificação do meio pelo ácido clorídrico do suco gástrico e quando o pH cai aproximadamente para quatro, esta enzima é destruída.

A maior parte das substâncias nutritivas que ingerimos encontram-se formadas por moléculas grandes, que não podem ser absorvidas pelo intestino enquanto não forem reduzidas a moléculas menores. A conversão das formas insolúveis em formas solúveis é função do trato digestivo, assim como a fragmentação destas moléculas complexas em moléculas simples, a fim de se incorporarem ao meio interno, tais como a glicose, o aminoácido e os ácidos graxos.

1.3 Esôfago

O esôfago é um tubo de fibras musculares, continuação da faringe, que desce pelo pescoço até o tórax, perfura o diafragma e atinge a cavidade abdominal, terminando na cárdia, entrada do estômago. No mediastino ele é envolvido por tecido conjuntivo frouxo, permitindo com isso sua distensão durante a deglutição, exercendo, também, a função de transporte de alimentos desde a cavidade oral e da faringe até o estômago.

Para isso, é necessária a interação de diversos sistemas e órgãos, como por exemplo: sistema nervoso central (SNC), coração, pulmões, orofaringe e estômago, envolvendo movimentos voluntários e reflexos, ocorrendo a inibição da respiração e o fechamento da glote através da resposta reflexa; e assim o alimento desce até o estômago onde permanece em média quatro horas em seu interior.

1.3.1 Etapa esofagiana da deglutição

A musculatura da faringe e do terço superior do esôfago é do tipo esquelético, controlada diretamente por nervos vindos do cérebro e, indiretamente, pelo sistema nervoso central (SNC) sobre os nervos mioentéricos. Portanto, todas as contrações da faringe e do terço superior do esôfago são iniciadas diretamente por impulsos do nervo vago; sem os nervos vagos, o processo de deglutição é paralisado.

1.3.2 Funções do esôfago

Quando o alimento é deglutido, passa ao longo do esôfago uma "onda de frente" de relaxamento, que é transmitida pelo plexo neural mioentérico ao longo da parede esofagiana, fazendo-o relaxar. Com isso, permite a passagem do alimento para o estômago. A duração de tempo necessário para o trânsito do alimento da faringe até o estômago é de cinco a oito segundos. Por outro lado, quando o alimento no estômago tenta refluir para o esôfago, o constritor, nas condições normais, não relaxa, pelo contrário, impede o refluxo do conteúdo gástrico para o esôfago.

"A secreção pelas glândulas gastrintestinais ocorre em resposta ao alimento que trafega ao longo do tubo digestivo e as mais importantes são: secreção salivar, contendo grande quantidade de muco e também a enzima ptialina que dá início à digestão dos amiláceos. Secreção gástrica contendo grande quantidade de ácido clorídrico e de enzima pepsina, ambos extremamente importantes para o início da digestão das proteínas. Secreção pancreática, contendo grande quantidade de tripsina para a continuação da digestão das proteínas; amilase, para a digestão dos hidratos de carbono, e a lipase pancreática, para a digestão das gorduras. Além dessas enzimas, a secreção pancreática contém elevada concentração de bicarbonato de sódio, que neutraliza o ácido clorídrico que chega ao duodeno vindo do estômago. Secreção hepática, com elevado teor de sais biliares que se misturam com as gorduras, participando de sua digestão e absorção. Secre-

Manual de fisiopatologia e nutrição

ção do intestino delgado, contendo grande quantidade de muco e de eletrólitos. Além disso, as células epiteliais que recobrem as vilosidades contêm peptidases, para a etapa final da digestão das proteínas, sucrase, lactase e maltase, para a digestão final dos hidratos de carbono e pequenas quantidades, de lipase intestinal, para ajudar na digestão das gorduras"[2].

1.3.3 Esofagite

É uma inflamação do esôfago, normalmente por ação do suco gástrico na porção distal, ou dos antros por processos infecciosos da boca, refluxo esofagiano persistente, ou por intubação, ou tempo prolongado com sonda nasogástrica (SNG), malformação congênita (estenose de cárdia), uso abusivo de antiácidos, substâncias químicas, hiperacidez gástrica causando lesões ou por corpo estranho no esôfago.

Sintomatologia – Disfagia que leva à desnutrição e desidratação, anemia com alterações sanguíneas, náuseas, vômitos, pirose crônica que consiste numa sensação dolorosa ou queimação retroesternal e regurgitação sialorreica.

1.3.4 Hérnia hiatal ou diafragmática

É uma protrusão anormal de um órgão ou de uma parte dele, através da parede de contenção de sua cavidade abdominal além de seus limites normais. A hérnia hiatal pode ser paraesofágica ou deslizante, onde parte do estômago hernia pelo diafragma, atingindo o tórax, causando refluxos dos conteúdos gástricos para o esôfago.

1.3.5 Refluxo gastroesofágico

Podemos considerar dois pontos que ocasionam este refluxo: a pressão do esfíncter esofagiano inferior e a pressão intra-

---

2. GUYTON, Arthur C. *Fisiologia humana*. Rio de Janeiro: Guanabara, 1988, p. 398, § 6.

1. Sistema digestório

gástrica. O primeiro deve relaxar-se para a passagem do alimento, durante a deglutição, e logo após contrair-se para impedir o retorno do conteúdo gástrico do estômago para o esôfago. O segundo é controlado por alguns fatores, como: a gastrina, produzida no estômago, exerce um aumento na pressão deste esfíncter, fazendo ocorrer a sua contração e fechamento impedindo o refluxo do conteúdo gástrico para o esôfago.

1.3.6 Pirose

É o resultado do refluxo gastroesofágico no qual o ácido clorídrico (HCl) e a pepsina refluem até a parte inferior do esôfago, causando mal-estar e ardência, queimação retroesternal, geralmente pós-prandial ou noturna, com pressão sob o esterno, mascarando o problema, confundindo com ataque cardíaco.

A gordura estimula a liberação de determinados hormônios, principalmente a colecistoquinina, do revestimento do estômago que controla o músculo; ela retarda também o esvaziamento gástrico, permitindo a duração por mais tempo dos altos níveis de ácidos e alimentos no estômago; e assim a acidez retorna com facilidade ao esôfago, causando pirose.

A dieta é o melhor remédio para evitar a pirose; modere a ingestão de frituras, alimentos gordurosos, *milk-shakes*, queijos, hambúrguer e chocolate. O arroz é um carboidrato complexo que neutraliza o excesso de acidez gástrica, assim como a aveia, por serem de fácil digestão; o feijão branco e o vermelho, o tofu, o mamão e a lima são ótimos alimentos contra a pirose. Um copo de suco de lima, em jejum, é considerado um poderoso remédio na cura da pirose ou de qualquer problema gástrico.

1.4 Estômago

O estômago é o segmento do tubo digestório que se segue ao esôfago e continua no intestino; é formado por camadas de células mucosas e submucosas. A célula da submucosa é formada basicamente por tecido conjuntivo frouxo, que permite as

Manual de fisiopatologia e nutrição

modificações de volume do estômago; elas possuem elasticidade, que permite ao estômago funcionar como reservatório, pois suas paredes podem ser distendidas para dar-lhe uma capacidade de até mil e quatrocentos ml de alimentos.

1.4.1 Funções do estômago

O alimento, após ser deglutido, chega ao estômago. O estômago e a primeira porção do duodeno participam do armazenamento, da digestão e do transporte do material ingerido. No estômago ocorre a posterior separação das gorduras, quando as enzimas proteolíticas atuam sobre as proteínas; e a amilase continua agindo sobre os hidratos de carbono, porém em pequena quantidade. Com exceção do álcool, praticamente nada é absorvido através das paredes do estômago, mas este controla a liberação dos alimentos para o duodeno.

Sua mucosa gástrica contém glândulas profundas nas regiões cárdica e pilórica que secretam muco, enzimas, hormônio gastrina, ácido clorídrico (HCl) e um fator intrínseco, substância que possibilita a vitamina B12 difundir-se através das paredes intestinais e penetrar na circulação. A absorção inadequada desta vitamina causa anemia megaloblástica.

A região fúndica e o corpo do estômago contêm as glândulas gástricas. São túbulos alveolares com revestimento, com vários tipos de células secretoras com função, estrutura e secreção diferentes, que são as células mucosas do istmo e do cólon; células parietais ou de revestimento, células principais do cólon.

As células mucosas produzem o muco e estão no ducto da glândula com função de repor as células da superfície que servem de sustentação. As células parietais estão no cólon, entre as mucosas com função de síntese do ácido clorídrico (HCl) do suco gástrico, o qual destrói bactérias patogênicas prejudiciais ao organismo. As células principais com grânulos basófilos têm função de síntese da enzima anidrase carbônica. As três são exócrinas. Têm as argentófilas que são endócrinas, sintetizam hormônios que são lançados na corrente sanguínea.

1. Sistema digestório

Um estômago normal é muito ácido e o suco gástrico, que é a mistura especial do estômago, é formado por diversas substâncias. As células pépticas produzem e secretam pepsinogênio, precursor zimogênico da pepsina, enzima predominante no estômago. É um digestor poderoso de carnes e de outras proteínas, sendo ativa somente em meio ácido, fenômeno que ocorre durante a digestão.

O estômago não é indispensável à digestão, pois a maior parte do processo digestivo ocorre fora dele. O controle da secreção gástrica, assim como a secreção salivar, aumenta antes de o alimento penetrar na boca. A secreção gástrica aumenta acima da taxa de repouso antes que o bolo alimentar atinja o estômago.

Esse fluxo aumenta mais quando o alimento entra em contato com a mucosa e continua até o bolo ter passado para o duodeno. Vários mecanismos de controle participam desses fenômenos e a secreção é, em geral, considerada em três fases que correspondem ao local do estímulo.

1ª) A fase cefálica é a que ocorre antes de o alimento atingir o estômago e é devido a reflexos condicionados e não condicionados. Esses reflexos têm via eferente nos ramos gástricos do vago, como ocorre na secreção salivar.

2ª) A fase gástrica tem início quando o alimento penetra no estômago e se prolonga por quatro horas após ampla refeição, quando pode ser segregado suco fortemente ácido, contendo elevado teor de pepsina. Logo depois que o alimento chega ao estômago, a gastrina, hormônio liberado na região pilórica, passa para as veias gástricas, alcançando a circulação geral.

3ª) A fase intestinal é menos importante que as duas primeiras. No entanto, é dificultada pelo efeito inibidor sobre a secreção e a motilidade gástrica do hormônio enterogastrona liberado pelo duodeno. A quantidade de secreção produzida durante a fase intestinal depende da natureza do alimento ingerido, porque os alimentos que adentram ao intestino podem estimular ou inibir a secreção ácida. Exemplo: a

Manual de fisiopatologia e nutrição

gordura é uma grande inibidora da secreção ácida gástrica, inibindo também o esvaziamento gástrico.

Para que o sistema digestório funcione normalmente é desaconselhável ingerir grandes quantidades de gorduras na dieta, pois elas ficam no mínimo 4 horas no estômago e depois são transportadas para o intestino delgado como foram ingeridas. Como este é um meio aquoso, com os movimentos peristálticos, elas são digeridas e separadas, mas depois voltam a agrupar-se novamente.

Os ácidos graxos não podem ser gastos pelo sistema nervoso central (SNC), mas, numa situação de jejum, o organismo pode transformá-los por betaoxidação em corpos cetônicos para alimentar-se. Os alimentos ingeridos individualmente deixam o estômago na seguinte ordem: primeiro são os carboidratos; segundo são as proteínas e por último são as gorduras. Mas quando se misturam as três substâncias a demora é maior.

O estômago esvazia-se dentro de uma a quatro horas, de acordo com a qualidade e a quantidade dos alimentos ingeridos. Geralmente uma refeição sólida permanece no estômago de três a quatro horas e meia, os líquidos saem rapidamente e as gorduras permanecem por mais tempo no estômago, principalmente as gorduras saturadas, que retardam muito o tempo do esvaziamento gástrico.

A ansiedade e o ressentimento podem levar a uma hiperfunção da contração gástrica, assim como um clima de medo ou depressão pode provocar uma hipofunção e hipomotilidade gástrica. A ação digestiva principal do estômago é a quebra da proteína e a ionização de minerais que ocorre somente em meio ácido, num pH ótimo de 1,5 que é facilitado pelo ácido clorídrico.

O suco gástrico contém aproximadamente 99% de água e o restante consiste em mucina, sais inorgânicos, enzimas digestivas (pepsina e renina) e uma lipase. A mucina serve de lubrificante mecânico e emoliente que protege a mucosa gástrica contra os sucos digestivos ácidos, através de seu efeito tamponan-

1. Sistema digestório

te. A mistura de ácidos, muco e pepsina é liberada para o duodeno com uma velocidade uniforme controlada.

As proteínas provenientes dos alimentos são digeridas no trato digestivo. As moléculas relativamente pequenas são absorvidas como aminoácidos; sua digestão inicia-se no estômago, através das enzimas e do ácido clorídrico secretado pela mucosa gástrica.

A porção não digerida e o produto da ação enzimática atingem o intestino delgado, onde sofrerá ação das secreções pancreáticas, biliares e intestinais, para depois serem absorvidas no organismo sob a forma de aminoácidos e polipeptídios.

Os aminoácidos absorvidos atingem o fígado pela circulação porta, onde ocorrem os processos metabólicos; uma parte é retida e o restante, através do plasma, deixa a região hepática atingindo a circulação geral e os tecidos.

Os hidratos de carbono (HC) são substâncias orgânicas poli-idroxiladas, contêm carbono e hidrogênio denominados de açúcares ou amiláceos. São essencialmente combustíveis para uso imediato dos tecidos, o corpo armazena em pequenas quantidades; são solúveis em água, podem fazer parte de outras grandes moléculas, como ATP e DNA.

Basicamente a digestão dos hidratos de carbono consiste na hidrólise das ligações glicosídicas, tanto para dissacarídios como para polissacarídios, o processo é o mesmo; é catalisado por um grupo de enzimas hidrolíticas, as glicosidases. O processo digestivo é encerrado quando todas as ligações glicosídicas dos HC ingeridos forem hidrolizadas e os monossacarídios resultantes serão absorvidos para o sangue.

Todos os componentes lipídicos de importância biológica podem ser sintetizados no organismo, com exceção dos ácidos graxos essenciais. As gorduras se depositam em forma de tecido adiposo, ou como depósito de gorduras envolvendo órgãos como o rim e o coração.

Os triglicerídios derivados dos alimentos podem ser incorporados ao tecido adiposo, ou sofrer lipólise e reesterificação,

Manual de fisiopatologia e nutrição

com formação de lipoproteínas. Após uma refeição rica em gorduras neutras, os lipídios do plasma aumentam atingindo um pico entre quatro a seis horas, caindo ao normal após este intervalo de tempo.

As gorduras constituem importante fonte de energia da dieta, produzindo 9kcal por grama quando metabolizadas. São constituídas por ácidos graxos saturados e insaturados. Os saturados são encontrados principalmente em alimentos de origem animal, como as carnes, gorduras, gema de ovo, leite e seus derivados.

O consumo de ácidos graxos saturados tem relação com os altos níveis de colesterol sérico total e este com a incidência de doenças coronarianas. Os ácidos graxos insaturados são monoinsaturados ou poli-insaturados e não podem ser sintetizados pelo organismo. São os ácidos graxos essenciais como o linolênico e o linoleico insolúveis em água, obtidos a partir de óleos vegetais ou de óleo de peixes.

São precursores dos eicosanoides: prostaglandinas e leucotrienos, potentes mediadores anti-inflamatórios; atuam na modulação do sistema imunológico; são cofatores enzimáticos e desempenham um papel permanente nos processos de respiração e oxigenação em todas as células, tecidos e órgãos, contribuindo para a manutenção das glândulas endócrinas principalmente as adrenais.

Os ácidos graxos essenciais mantêm constante a taxa de coagulação sanguínea, eliminam os depósitos de colesterol nas artérias, protegendo-as contra a arterosclerose, baixando também as taxas de triglicerídios, prevenindo o acidente vascular cerebral (AVC). Estes ácidos interagem com a vitamina D, intensificando o processo da biodisponibilidade do cálcio e facilitando a transmissão de impulsos nervosos; são necessários ao funcionamento normal do cérebro e auxiliam no tratamento da artrite reumatoide.

As enzimas digestivas transformam os ácidos graxos em glicerina, uma forma passível de penetração no sangue. Se os áci-

1. Sistema digestório

dos graxos não forem adequadamente decompostos pelas enzimas, não poderão participar dos processos de absorção das vitaminas lipossolúveis A, D, E, K.

Sinais de carência dos ácidos graxos essenciais: cabelos opacos, unhas quebradiças, pele seca e escamosa, acne, eczema, dermatite, retardo no crescimento, baixo peso, dificuldade no aprendizado, problemas circulatórios, formação de cálculos biliares, deficiência de absorção das vitaminas lipossolúveis, supressão da resposta proliferativa dos linfócitos.

Recomendações de gorduras totais no cardápio de um indivíduo normal devem obedecer o seguinte: não passar de 25% do VCT diário.

Fontes – Ácidos graxos essenciais linolênicos: óleo de peixes como o salmão, arenque, cavala, anchova, bacalhau, óleo de semente de linhaça. Ácido linoleico: óleo de soja, óleo de semente de girassol, de algodão, de milho, canola, leite e derivados, abacate, gema de ovo, óleo de prímula, azeite de oliva, castanha-do-pará e nozes (esses óleos devem ser extraídos a frio).

1.4.2 Doenças do estômago

"As doenças gastrintestinais podem ser classificadas em 1) orgânica e 2) reflexa ou funcional, sendo que as do grupo 2 são mais comuns. Doença orgânica do estômago é aquela em que há alteração patológica definida nos tecidos estruturais. A úlcera péptica e o câncer são exemplos. Doença reflexa ou funcional do estômago é um distúrbio sensorial, motor, absortivo ou secretório original, para o qual nenhuma lesão ou outra causa patológica pode ser encontrada. As desordens funcionais têm um componente emocional e psicológico difícil de definir. À medida que aprendemos mais a respeito das desordens gastrintestinais torna-se mais difícil separá-las em orgânicas e funcionais. Por exemplo, uma desordem "funcional" como a colite ulcerativa tem manifestações patológicas características; uma desordem orgânica como a úlcera péptica é causada por acidez

Manual de fisiopatologia e nutrição

gástrica excessiva, o que constitui um aspecto funcional. Parece que a maioria das doenças gastrintestinais possuem ambos os componentes orgânicos e funcionais"[3].

1.4.3 Dispepsia

A dispepsia é uma perturbação súbita da digestão, uma irregularidade constante das funções digestivas. É um distúrbio funcional, psicoemocional, atribuído às vezes por ingestão de grande quantidade de alimentos, ou simplesmente por ingestão de alimentos impróprios ou tóxicos, alimentação inadequada à idade ou condições do indivíduo, abuso do álcool, doenças biliares, quantidade anormal da secreção do suco gástrico e das enzimas digestivas, maneira de alimentar-se sempre apressadamente, ingerir excesso de alimentos de difícil digestão, não dando chance das enzimas digestivas e do suco gástrico atuarem adequadamente.

Sintomas – No início, mal-estar, abatimento; após, vem a sensação de peso no estômago, de plenitude incômoda, calor, náuseas, soluços, crescimento do epigastro, pulso fraco, problemas respiratórios e dor de cabeça. Semelhante estado termina geralmente com vômitos. Nos casos graves há sonolência, falta de ar, face congesta ou lívida, vista turva e síncope.

1.4.4 Hipocloridria

Acontece quando o ácido clorídrico é diminuído no suco gástrico. Em consequência, as proteínas não são digeridas corretamente no estômago; os hidratos de carbono fermentam muito rapidamente e a mucosa gástrica torna-se hipersensível, diminuindo a resistência à ação das bactérias. As gorduras inibem a secreção do ácido clorídrico e retardam o esvaziamento do estômago.

---

3. KRAUSE & MAHAN. *Alimentos, nutrição e dietoterapia*. São Paulo: Roca, 1985, p. 515, § 1.

1. Sistema digestório

1.4.5 Gastrite aguda

É uma inflamação da mucosa gástrica, podendo acontecer uma hemorragia. É um tipo de gastrite que pode ocorrer sem nenhuma causa aparente, porém pode estar associada à administração de certos medicamentos ou mesmo secundária a alguma patologia, ou ainda relacionada a erros de alimentação, excesso de alimentos, alimentos ingeridos constantemente em altas temperaturas, ingestão muito rápida, abuso do álcool, ingestão de certas substâncias tóxicas, como alimentos deteriorados que podem conter toxinas estafilocócicas, causando uma gastrite aguda.

Tratamento inicial neste caso deve ser médico. A alimentação por via oral geralmente é suspensa por 24 a 48 horas para que o estômago descanse e recupere-se; até a água nesta fase faz mal, porque estimula a secreção do ácido clorídrico. Tanto a alimentação como a hidratação são geralmente por via endovenosa. Passada a crise crítica, adicionam-se alimentos de acordo com a tolerância do enfermo, ficando a dieta a cargo do nutricionista.

1.4.6 Gastrite crônica

É uma inflamação crônica, podendo ser uma recidiva da gastrite aguda não cuidada, abuso da alimentação e do álcool, artritismo, gota e reumatismo ou do próprio medicamento para estes últimos problemas. Pode levar à úlcera gástrica. Apesar de tratar-se de doença crônica, com o tempo vai causando distúrbios locais no estômago, alterando o sistema nervoso, causando mal-estar geral, perda de peso e das forças físicas.

A conduta nutricional para esta patologia é a mesma da úlcera péptica, onde o princípio básico é reduzir a acidez gástrica, por meio de alimentos que não provoquem a secreção do ácido clorídrico, evitando tudo que possa irritar as paredes do estômago, como alimento muito salgado, muito quente ou supergelado. Toda a espécie de bebidas alcoólicas, tabaco e refrigeran-

Manual de fisiopatologia e nutrição

tes são contraindicados. Deve-se ingerir muito alimento que previna a anemia.

1.4.7 Úlcera péptica

É uma perda localizada de tecido, que atinge principalmente a mucosa, a submucosa e a camada muscular, em regiões do trato digestivo expostas ao suco gástrico ácido, rico em ácido clorídrico (HCl) e pepsina. As lesões ulceradas podem localizar-se no esôfago distal, estômago, piloro, duodeno e jejuno. É sempre resultante de um desequilíbrio entre os fatores agressivos e os fatores defensivos da mucosa gastroduodenal.

O processo tem início com a formação excessiva de ácido clorídrico no suco gástrico, irritando a mucosa, provocando lesões no revestimento que fica em contato com os alimentos, tornando-se muitas vezes profundas, atingindo desde a porção inferior do esôfago pelo refluxo gastroesofágico até a região pilórica, onde é mais frequente.

Normalmente a mucosa gástrica é protegida dos sucos digestivos ácidos, pelo suco secretado pelas glândulas da porção inferior do esôfago até a parte superior do duodeno. O duodeno também é protegido pela secreção pancreática que contém grande quantidade de bicarbonato de sódio, que neutraliza o ácido clorídrico do suco gástrico.

A pepsina em ambiente alcalino é inativa. Neste caso, não pode também afetar a mucosa duodenal, motivo pelo qual a acidez gástrica ou duodenal atinge níveis mais altos. O leite neutraliza a acidez gástrica por apenas vinte minutos e, em seguida, os níveis de acidez tornam-se ainda mais altos, pois o leite estimula a secreção do hormônio gastrina, que provoca a liberação de uma quantidade ainda maior de ácido clorídrico (HCl) durante cerca de 3 horas após a ingestão.

Ao contrário do que muita gente pensa, alimentos como arroz, açúcar refinado e outros não são úteis contra as úlceras; está provado que as fibras ajudam a curar úlceras e evitam recidiva.

1. Sistema digestório

Segundo o Dr. Tovey, da University College of London, em sua teoria, as fibras têm um efeito amortecedor, reduzem as concentrações de ácido gástrico e, sendo assim, carboidratos com alto teor de fibras são benéficos para úlceras.

A banana-da-terra, produto encontrado em muitos países tropicais, protege o estômago contra o ácido e as úlceras. É uma fruta antiulcerogênica, usada há muito tempo na medicina popular no tratamento de úlceras. Médicos indianos prescrevem Musapep, uma farinha feita de banana-da-terra verde, para o tratamento de úlceras.

Segundo o farmacêutico inglês Dr. Ralph Best, da Universidade de Aston, o sucesso é de 70%. Diz ele que não é para neutralizar o ácido gástrico, ao contrário, a banana estimula a proliferação das células e do muco, que formam uma barreira mais forte entre a parede do estômago e o ácido corrosivo. Só que a banana se for verde tem que ser cozida.

O tratamento dietoterápico deve ser direcionado à manutenção de um bom estado nutricional do doente, com dieta adequada, de acordo com os hábitos do indivíduo, com refeições pouco volumosas, com intervalos regulares, evitando uma grande distensão gástrica, que, acompanhando o tratamento médico, mantenha o efeito amortecedor do conteúdo ácido sobre a mucosa, auxiliando na cicatrização da úlcera, fazendo a profilaxia da recidiva.

Há pessoas que não toleram frutas ácidas, ou mesmo o suco dessas frutas como o limão, maracujá e algum tipo de laranja; devem, neste caso, restringi-las. Mas há outras pessoas com úlceras que toleram bem todas as frutas, porque os ácidos destas frutas são fracos e não chegam a alterar o pH gástrico.

As gorduras inibem a secreção gástrica ácida, apesar de retardarem a secreção e o esvaziamento gástrico. Mas gorduras expostas a temperatura muito elevada, como o óleo utilizado e reaproveitado em preparações posteriores, produzem uma substância agressora da mucosa gastroduodenal. Neste caso, esta

Manual de fisiopatologia e nutrição

acidez atinge níveis muito altos, prejudicando o tratamento das úlceras.

1.4.8 Câncer

Moléstia grave, cuja etiologia ainda não é totalmente conhecida. Sabe-se que tem relação muito íntima com nossa alimentação e com nosso meio de vida; sabemos também das suas múltiplas relações com vários outros fatores que podem acelerar o seu aparecimento. Por exemplo:

• predisposição que pode nunca se manifestar, dependendo da vida que se leva, da personalidade da pessoa;

• tensão nervosa constante ou *stress* são os maiores causadores de câncer, por liberação excessiva de adrenalina, alterando o mecanismo interno celular;

• contato frequente com substâncias cancerígenas;

• poluentes químicos do ar, da água ou da terra que foram contaminados pelo homem;

• traumas e choques emocionais, provocando queda imunológica, predispondo o organismo às doenças.

Quando substâncias agressivas invadem nossa célula orgânica, atuando em seu meio em grande quantidade, ela não consegue manter seu metabolismo normal nesse meio alterado. Na luta para sobreviver nesse quimismo adverso, para se defender, a célula passa a agir agressivamente. O câncer não é doença de um só órgão. Ele atinge o organismo como um todo iniciando pela desinformação celular de uma ou mais células, que se instala nesse crescimento desordenado e enlouquecido da célula predisposta.

Os componentes alimentares podem intervir mesmo quando já foi iniciado o processo de aglomeração de células, em pequenas estruturas ainda benignas que podem crescer, transformando-se em tumores ativos perigosos, interrompendo seu crescimento ou reduzindo os aglomerados de células pré-cancerosas. Podemos transformá-las em células sadias.

1. Sistema digestório

Um dos principais caminhos para sua cura ou prevenção é o controle de uma alimentação natural balanceada, desintoxicante, revigorante com harmonia do sistema psico-bio-físico, utilizando alimentos nutritivos e curativos. A dieta alimentar nos estágios tardios, mesmo não sendo tão eficiente como na prevenção, influencia a metástase ou a disseminação do câncer. Uma dieta deve conter principalmente vitamina C, assim como as demais vitaminas, carotenoides, antioxidantes, minerais – como o magnésio, potássio e fosfato ferroso, pois quando os mesmos faltam no organismo alteram as funções metabólicas normais e conduzem a moléstias graves como o câncer. O uso abusivo de proteínas da carne (principalmente a vermelha) é coadjuvante no aparecimento do câncer gástrico em pessoas predispostas.

O betacaroteno dos vegetais e das frutas cor de laranja e verdes, e os triterfenoides do alcaçuz podem deter o rápido crescimento das células doentes e fazer com que algumas células pré-cancerosas retomem o crescimento natural. O chá verde tem efeito anticancerígeno, por conter alta taxa de catequinas, como a epigalotequinina gallate.

O tomate possui alta fonte de licopeno, poderoso antioxidante. Pode ser ingerido cru, cozido, em molho, em pasta, *ketchup* ou em extrato, só que nunca se deve guardar as sobras do extrato na própria embalagem. As sobras devem ser colocadas em recipiente de vidro para evitar contaminação.

Espinafre, couve, alface, couve-de-bruxelas, couve-flor e brócolis possuem alto teor de antioxidantes, como betacaroteno, ácido fólico e luteína e quanto mais verdes as folhas, melhor. A luteína e o caroteno não se perdem durante o cozimento, embora os antioxidantes mais frágeis, como a vitamina C e a glutationa, sejam prejudicadas com o cozimento.

As enzimas do alho, alicina, transformam-se no princípio ativo, o ajoeno, que funciona como quimioterapia contra as células cancerosas em geral. Só que o alho não deve ser cortado e

Manual de fisiopatologia e nutrição

sim socado, para liberar estes princípios, e, de preferência, deve ser ingerido cru junto com os alimentos. O leite contém o cálcio, a riboflavina (vit. B2) e as vitaminas A, D, E, que são agentes anticancerígenos. O iogurte possui culturas vivas que estimulam o bom funcionamento do sistema imunológico, aumentando a produção de interferon gama, que retarda o crescimento de tumores.

A soja, o tofu e o missô (pasta de soja) contêm um potencial grandioso anticancerígeno, que reduz as probabilidades de câncer. Possuem uma fonte inibidora da protease, que bloqueia ou retarda o desenvolvimento de câncer da boca, estômago, fígado, pâncreas, cólon e pulmão; possuem os fitosteróis, que ajudam inibindo a divisão e a proliferação celular. As saponinas estimulam a imunidade, eliminando diretamente determinadas células cancerosas, retardando seu crescimento.

As análises mostram que a soja está repleta de componentes anticancerígenos. Possui os componentes que bloqueiam a formação de um potente carcinógeno mais temido, as nitrosaminas, que podem causar câncer de fígado. Apenas uma colher de sopa de missô ao dia é o suficiente para prevenir.

As frutas cítricas, como a laranja, lima, limão e toranja contêm um agente completo contra o câncer; formam um coquetel de componentes anticancerígenos; possuem todas as classes de substâncias naturais, como os carotenoides, flavonoides, terpenos, limonoides, cumarinas, glutationa e glucarato, com alta concentração antagônica da doença, que neutralizam individualmente o câncer.

Estas frutas, segundo pesquisas, possuem mais de cinquenta substâncias anticancerígenas conhecidas, mais que os outros alimentos. O melhor nestes casos é ingerir a fruta com o bagaço, o que não quer dizer que não se deva tomar o suco.

Quanto aos peixes, prefira salmão, pescada, enguia, sardinha, atum e cavalinha, que contêm óleo Ômega-3 e aproximadamente 5.000 UI% de vitamina D. Não é bom usar certos óleos ve-

1. Sistema digestório

getais, como o de milho. Prefira óleo de canola para o cozimento e azeite de oliva prensado a frio para as saladas.

A carne não deve ser frita, grelhada ou assada na brasa em temperatura muito alta, pois produz cargas de agentes cancerígenos. Assar no forno é um pouco mais brando, em temperatura menor que 160 graus, o melhor é ensopar. O bife deve ser ao ponto, não se deve fazer muito bem-passado.

Uma observação: contrariando muitos profissionais que condenam o uso de forno micro-ondas, o Dr. Adamson, Ph.D. do Instituto Nacional do Câncer, aconselha que a melhor maneira de cozinhar carne, frango ou peixe, para evitar o câncer, é o micro-ondas. Diz ele que se cozinha em baixa temperatura, não induzindo as aminas aromáticas heterocíclicas. Se for assar no forno, primeiro ponha no micro-ondas para cozinhá-las parcialmente antes de assar, retirando o líquido que sobra.

1.4.9 Câncer de estômago e de intestino

Quase sempre o doente começa sentindo os seguintes sintomas: diminuição notável no apetite, alteração da aparência física, sem causa justificada, isto é, sem se sentir mal. Quando a inapetência durar vários dias, deve-se pôr de sobreaviso, uma vez que magreza sem explicação lógica, ingestão lenta, diminuição do apetite, vômitos sem causa aparente, com o tempo pode haver dor de estômago. Geralmente estes sintomas surgem em pessoas que já sofreram de úlcera de estômago.

Qual é a alternativa lógica? Procurar um médico, pois se descobrirmos a tempo, mesmo com uma cirurgia imediata, há chances de cura. O câncer em pleno desenvolvimento é uma enfermidade de longo prazo, podendo subjugar ou alimentar as células cancerígenas em potencial. Mas podemos bloquear estas células que precedem ao câncer, neutralizando os carcinógenos poderosos como as nitrosaminas que agem no estômago, assim como o estrogênio responsável por seu aparecimento.

Os principais alimentos para pessoas com câncer de estômago são frutas e vegetais crus em sua dieta, pois são protetores

Manual de fisiopatologia e nutrição

indispensáveis. Em primeiro lugar está o repolho, seguindo-se couve chinesa, espinafre, abóbora, berinjela, vagem, cebola-roxa, cebolinha verde, cenoura, brócolis e alho, componentes anticancerígenos sulfúricos que funcionam como quimioterapia contra o câncer em geral e podem desestimular as células cancerígenas.

1.4.10 Alimentação

A alimentação pode intervir mesmo quando já foi iniciado o processo de aglomeração de células em pequenas estruturas ainda benignas, que podem crescer, transformando-se em tumores ativos, assim como pode interferir, interrompendo seu crescimento ou reduzindo de tamanho, nos aglomerados de células ou erupções pré-cancerígenas. A dieta alimentar, mesmo não sendo tão eficiente nos estágios tardios como na prevenção, influencia a metástase ou a disseminação do câncer.

Os melhores alimentos para qualquer tipo de câncer, para prevenir ou auxiliar no tratamento, são frutas e vegetais, como o alho, cebola-roxa, repolho, aipo, gengibre, cenoura, tomate, couve, brócolis, couve-flor, couve-de-bruxelas, pepino, berinjela, pimentão, cebolinha, batata, soja, cevada, aveia, frutas cítricas, como laranja, lima, limão e toranja, açafrão-da-índia, alcaçuz, orégano, tomilho, manjericão, alecrim, artemísia, hortelã e chá verde.

Abóbora – É um alimento essencial por sua riqueza em globulina, vitaminas e sais minerais, principalmente o betacaroteno, que atua no organismo combatendo as dores do tubo digestivo e inflamações em geral.

Acelga – Através do seu alto conteúdo de vitamina C, fortalece o estômago e alivia as náuseas, vômitos e as dores da gastrite; atua na cicatrização das úlceras gastroduodenais.

Agrião – É um tônico para o estômago, com grande fonte de betacaroteno e vitamina C, cálcio, ferro e potássio; é rico em bioflavonoides e antioxidante, que ajudam a prevenir o câncer

1. Sistema digestório

do aparelho digestivo; estimula a secreção salivar favorecendo o apetite e a digestão; cura a dispepsia, anorexia, estomatite e a gengivite; ajuda com eficiência na cura das úlceras gástricas e duodenais, atuando na cicatrização rápida.

Alface – Combate a dispepsia atônica, gastralgia, pirose, acidose gástrica e regula as funções digestivas. A parte mais próxima da raiz é a melhor, podendo ser feita em forma de chá, se preferir, sendo bom para qualquer problema digestivo.

Alcachofra – Atua em todas as doenças do aparelho digestivo como: dispepsia, inflamação gástrica em geral e alterações no metabolismo celular enterogástrico.

Alho – Favorece a digestão, aumentando a secreção dos sucos digestivos, retarda as agressões da mucosa nas úlceras gástricas e previne tanto as úlceras como o câncer gastrintestinal.

Amêndoa – Alimento emoliente, purgativo, ingerido ao natural ou tostado, podendo ser utilizado moído, misturado com a alimentação. Previne e ajuda na cura de todas as afecções gastrintestinais como: a disfagia, dispepsia, dores e ardência no estômago; ajuda na cicatrização da úlcera de estômago.

Amendoim – Por sua alta taxa de aminoácidos essenciais e ácidos graxos poli e monoinsaturados, é aconselhável como alimento, podendo-se utilizar também seu óleo no preparo das refeições; é preventivo e auxiliar na cura das úlceras gástricas e demais afecções gastrintestinais, principalmente na prisão de ventre crônica.

Aspargo – Seu suco alivia a dor de estômago, principalmente na gastrite, diminuindo a quantidade excessiva de suco gástrico ácido do estômago.

Aveia – É um dos melhores alimentos, reconstituinte do organismo debilitado. Por seu alto conteúdo de gordura insaturada, como o ácido linoleico com 67% que protege o tubo digestivo eliminando os estoques de ácidos biliares do aparelho gastrintestinal, é ótimo contra enjoo, pirose e demais problemas da digestão.

Manual de fisiopatologia e nutrição

Aves – Por sua tolerância gástrica, dispensa comentários; é um excelente alimento para dieta de pessoas doentes convalescentes; é a proteína animal mais bem tolerada em qualquer problema gástrico.

Batata-doce – Fonte excelente com alto teor do antioxidante betacaroteno, ajuda na cura da pirose, diverticulite. Por sua grande quantidade de tanino que se encontra na casca e por ser rica em minerais e vitamina A, é um alimento necessário a pessoas com úlceras gástricas ou duodenais.

Batata-inglesa – Alimento altamente nutritivo, de fácil digestão em qualquer enfermidade, considerado de grande valor digestivo, tanto cozida como seu suco cru diminui a quantidade excessiva de suco gástrico ácido, prejudicial no tratamento de pacientes com úlceras gastroduodenais e alivia a pirose.

Berinjela – Alimento antioxidante e remineralizante; ótimo para qualquer problema da digestão, como gastrite e úlcera gástrica.

Beterraba – Com sua valiosa propriedade medicinal, pelo seu alto conteúdo de vitaminas e minerais, atua na digestão. Tanto crua como cozida ou em suco, alivia as dores de estômago. Seu suco, após as refeições, além de facilitar a digestão, impede a acidez do estômago.

Brócolis – Antioxidante e remineralizante, combate as inflamações do aparelho digestivo em geral.

Cebola-roxa – É considerada como remédio antiinflamatório e antibiótico natural na medicina popular. Purifica o sangue e é um poderoso inibidor do câncer de estômago; restaura as energias, ajuda na digestão e auxilia na cura das úlceras gástricas e duodenais.

Cenoura – Alimento rico em betacaroteno e demais vitaminas, combate a indigestão, pirose e dores de estômago.

Cevada – Desintoxicante estomacal, alivia as dores e peso abdominal e supre as deficiências digestivas das vitaminas do complexo B.

1. Sistema digestório

Chicória – Tônico digestivo e descongestionante do estômago, melhora a digestão e alivia as dores gástricas em geral.

Couve – Pela alta taxa de enxofre, ajuda na digestão das leguminosas que são mais difíceis de digerir. Seu suco é medicinal no tratamento da gastrite, de úlceras de estômago, colite ulcerativa e inflamação digestiva em geral.

Couve-flor – Alimento acidógeno e de fácil digestão, neutralizante da acidez estomacal, graças ao seu elevado conteúdo de enxofre e cálcio. É excelente alimento contra a prisão de ventre e dores abdominais.

Dente-de-leão – Combate as perturbações estomacais e todos os problemas digestivos. Tanto a folha quanto a raiz são medicinais, atuando também beneficamente nos problemas do pâncreas e do baço.

Ervilha – A ervilha verde é um ótimo alimento para estômago delicado, por ser de fácil assimilação e digestão; é aconselhável para pessoas com gastrite ou úlcera péptica.

Espinafre – O suco das folhas cruas ajuda na cura de inflamação das vias digestivas em geral, assim como estimula a secreção do suco gástrico.

Feijão branco ou vermelho – São neutralizadores de ácido gástrico e protegem a mucosa do estômago, prevenindo gastrite e úlcera gástrica.

Iogurte – Alimento essencialmente benéfico no auxílio digestivo para o funcionamento normal do estômago, por ser mais facilmente digerido que o leite *in natura*. Sua digestibilidade é significativamente aumentada por hidrólise das proteínas, que ocorre durante a fermentação, facilitando a ação das enzimas digestivas, assim como a ação do suco gástrico que precipita a caseína em partículas menores.

Leite – Por ser rico em cálcio, promove um efeito calmante na epigastralgia, mas somente no momento da ingestão; logo a seguir, ocorre um aumento do ácido gástrico produzindo maior sensação de dor, motivo pelo qual não devemos tomar leite nas

Manual de fisiopatologia e nutrição

crises de qualquer doença gástrica. Podemos substituí-lo por leite de soja, pois está comprovada a sua eficiência em todas as situações.

Lentilha – Por seu alto teor de ferro, molibdênio, vitaminas e diversos fermentos, é um alimento que atua beneficamente na cicatrização da úlcera péptica, ajudando na cura de todos os problemas gastrintestinais e reduzindo a hiperacidez gástrica.

Nabo – Reduz a acidez gástrica, ajuda na cura da gastrite e inflamações do estômago.

Pão integral – É rico em fibras e em carboidrato complexo; é um excelente alimento na cura das úlceras gástricas sem recidivas; estimula a proliferação das células e do muco, formando uma barreira mais forte entre a parede do estômago e o ácido clorídrico; ótimo para acalmar a acidez gástrica. Deve ser ingerido com moderação, porque, se consumido diariamente em demasia, estimula o estômago a produzir mais ácido.

Pepino – Excelente alimento digestivo, que é melhor se ingerido com casca, para facilitar a digestão.

Pimenta – Há pessoas que são alérgicas a certos alimentos, como é o caso da pimenta. Então poderão evitá-las, mas não porque cause algum problema nas doenças gástricas, pois ela possui uma substância ativa, a capsaicina, que irrita as terminações nervosas das mucosas, servindo como anestesiante e desinfectante da mucosa do estômago, protegendo-o contra o ácido clorídrico. Acelera o metabolismo geral e não só é analgésica como previne e auxilia na cicatrização das úlceras.

Pimentão – Atua como desinfectante da mucosa do estômago. Seu suco elimina os gases e alivia as cólicas abdominais. Possui alto teor de vitaminas, especialmente a vitamina C.

Rabanete – Estimulante das funções do aparelho digestivo, combate os processos alérgicos dos alimentos.

Repolho – Alimento que possui uma propriedade antibiótica que pode destruir uma bactéria responsável pela gastrite ou pelas úlceras gástricas; fortalece a resistência da parede do es-

1. Sistema digestório

tômago contra os ataques ácidos. Seu alto teor de enxofre e vitaminas auxilia as glândulas gástricas na cicatrização e na cura da gastrite, úlcera de estômago, colite ulcerativa, náuseas e vômitos. Só que deve ser cru, pode ser em salada ou em suco, pois o calor destrói os agentes ativos antiúlceras.

Soja – Leguminosa de alto valor nutritivo, suas proteínas são completas. Contém aminoácidos essenciais, lecitina e inositol, que são emulsificadores biológicos com propriedade de conservar suspensas as gorduras do organismo, sem acumular depósitos gordurosos. O leite de soja é um excelente substituto do leite de origem animal, sendo possuidor de inúmeras qualidades nutricionais.

Tomate – Atua na síndrome de má absorção, vômitos prolongados com perda considerada de potássio, assim como em todos os problemas digestivos em geral.

Vagem – Por seu alto teor de fibras, é um vegetal ótimo nas doenças crônicas, principalmente na prisão de ventre e demais problemas do sistema digestivo.

Tofu (coalhada de soja) – É um excelente alimento para combater a acidez gástrica, na gastrite e na úlcera de estômago.

Frutas

Abacate – Devido ao seu alto teor em glutationa, principal antioxidante que, entre outras funções, neutraliza as gorduras ingeridas na alimentação, previne a dispepsia atônica e a inflamação gástrica, elimina os gases estomacais e protege a mucosa do estômago.

Abacaxi – É uma fruta energética, devido sua enzima proteolítica bromelina, que em meio alcalino ou neutro desdobra as proteínas transformando-as em porteasse e peptona. O suco do abacaxi substitui o suco gástrico, auxiliando na digestão através do fermento albuminoide, que tem a propriedade de separar e digerir as proteínas dos alimentos. Pessoas com problemas de estômago, sem dúvida, ingerindo um a dois copos de suco diariamente,

Manual de fisiopatologia e nutrição

podem retirar dele tudo o que o organismo necessita para o equilíbrio digestivo. Pode-se também ingerir a fruta *in natura*, não esquecendo que o suco de fruta sempre tem que ser preparado na hora de tomar, não devemos guardar suco preparado. Suco artificial não tem valor nutritivo e nem medicinal. Mesmo aquele que se diz natural, que vem acondicionado, não é aconselhável o seu uso como tratamento, pois as vitaminas são muito voláteis, de maneira que se perdem muito no manuseio.

Acerola – Fruta emoliente e desintoxicante, elimina as toxinas, previne e ajuda na cura da acidez gástrica, fortalecendo o aparelho digestivo.

Ameixa – Atua no sistema metabólico, desintoxicando o organismo; excita a mucosa gástrica e fortalece o estômago, atuando na prisão de ventre.

Amora – Excelente fruta emoliente, carminativa e digestiva; auxilia no tratamento das inflamações gástricas.

Banana – É uma fruta de consumo mundial, tem ação estimulante nas secreções gástricas e possui excelente digestibilidade, por seu alto teor de açúcar concentrado e invertido, glicose e frutose, sem conter amido. Alimento próprio nos transtornos digestivos, fortalece a mucosa do estômago contra os ácidos, previne as úlceras e possui atividade antibiótica. A banana-da-terra quando verde é mais potente para cura das úlceras gastroduodenais, porém neste estado deve ser cozida para surtir melhor efeito.

Caqui – É uma fruta medicinal, combate as dores de estômago, acidez e a dispepsia infantil. Por seu valor vitamínico e mineral, ajuda na cicatrização das úlceras gástricas.

Carambola – Protege o estômago quando necessitamos de ingestão prolongada de determinado alimento, ou no uso excessivo de antiácidos, que caracterize inapetência e mal-estar gástrico em geral.

Castanha-de-caju – Por seu alto conteúdo de ácidos oleico e linoleico, esta fruta torna-se protetora do sistema digestivo,

1. Sistema digestório

combatendo a dispepsia, disfagia, gastrite e fortalecendo o estômago.

Cereja – Fruta que contém um alto conteúdo de ácidos orgânicos. Estes ácidos vegetais atuam como depuradores do metabolismo e como elementos antibacterianos, formadores das secreções internas da digestão; é alcalinizante e atua diretamente nas vias gastrintestinais.

Cidra – Atua contra dores de estômago, flatulência, indigestão, acidez gástrica, pirose e demais perturbações do aparelho digestivo.

Coco – Fruta que possui alta digestibilidade, é recomendada em todas as doenças do aparelho digestivo, principalmente na obstrução gastrintestinal. A água do coco é um poderoso refrescante para aliviar as dores de estômago, auxilia na cicatrização das úlceras gástricas e duodenais.

Figo – Emoliente, antioxidante e digestivo, combate as inflamações da boca, gengiva e lesões ulcerativas e inflamatória da orofaringe.

Framboesa – Excelente contra as doenças do aparelho digestivo, inflamação da boca, gengiva, garganta e úlcera gástrica. Previne a acidez e a fermentação dos carboidratos durante a digestão.

Fruta-do-conde – É uma excelente fruta para qualquer enfermidade gástrica, sendo um ótimo fortificante para o estômago.

Fruta-pão – Assada ou cozida, é um alimento nutritivo e excelente tônico para o estômago.

Goiaba – Por sua riqueza em vitamina C, é de grande valor medicinal; é adstringente, atua nos processos alérgicos e na digestão, previne a acidez gástrica e a pirose.

Groselha preta – Tanto a fruta ingerida ao natural quanto o suco é fortificante estomacal, alivia as dores gástricas e a dispepsia.

Kiwi – Pelo seu alto teor de vitamina C, é uma fruta tradicional da medicina chinesa; é receitado para o tratamento de cân-

Manual de fisiopatologia e nutrição

cer de estômago; auxilia no tratamento de todas as doenças do aparelho digestivo.

Laranja – Possui um conjunto completo de inibidores naturais do câncer, como os carotenoides, flavonoides, os antioxidantes betacaroteno e a vitamina C, que atuam prevenindo o câncer de estômago. Favorece a secreção do suco gástrico; é cicatrizante e contribui na cura de úlceras de estômago. A laranja não deve ser ingerida como sobremesa, pois pode provocar perturbações digestivas. De preferência, deve-se comer a fruta ou tomar o suco em jejum, pois, com o estômago vazio, favorece a secreção do suco gástrico. Não esqueça que o suco deve ser preparado na hora de ingeri-lo.

Lima – É uma fruta rica em sódio, potássio e fósforo. Seu suco é digestivo e calmante, cura a pirose (azia), má digestão, enjoos, náuseas, vômitos, hipercloridria e acidez gástrica; ajuda no tratamento e cura da gastrite e da úlcera gastroduodenal. Para dores de estômago, deve-se tomar um copo de suco puro ao natural em jejum ou comer quatro limas diariamente, por algum tempo; acaba também com náuseas e ânsia de vômitos.

Limão – Fruta rica em vitamina C, cura estomatite, piorreia e escorbuto; auxilia no tratamento das doenças inflamatórias da mucosa gastrintestinal; combate enjoos, vômitos, dores e afecções gástricas produzidas por micro-organismos. Pode-se usar em salada, limonada ou simplesmente colocar gotas na água potável diariamente.

Maçã – É uma fruta superdigestiva, age desintoxicando as fermentações do aparelho digestivo. Possui alto teor de pectina e tanino e sua parte gelatinosa protege a mucosa, eliminando as dores e cicatrizando as úlceras gástricas. Comendo-se uma fruta todas as manhãs e/ou uma à noite é depurativa, elimina as toxinas e neutraliza a acidez do estômago, eliminando os problemas gástricos em geral.

Mamão – É uma das melhores frutas com poder medicinal para o estômago; normaliza a digestão, atuando sobre as glândulas salivares. Sua ação digestiva deve-se ao seu alto teor de vita-

1. Sistema digestório

minas A, B, C, minerais, enzimas e alcaloides, além dos ácidos málico e oxálico. Promove a manutenção gastrintestinal, através de seu princípio ativo, a papaína, enzima tão potente quanto a pepsina encontrada no estômago humano. Aconselha-se ingeri-lo no desjejum, pois ele nos dá equilíbrio ácido/alcalino, que necessitamos para uma ótima e completa digestão diária.

Manga – Esta fruta atua no nível da mucosa gástrica, nos casos de dermatite, eczemas orais, piorreia, gastrite e úlcera gástrica, alivia as dores em geral do aparelho digestivo.

Marmelo – Por ser rico em pectina e substância gelatinosa, torna-se um remédio curativo nas infecções da mucosa gastrintestinal. É um fortificante do aparelho digestivo, principalmente do estômago. Recomenda-se o suco contra vômitos e digestão lenta. Podemos comer a fruta cozida, assada ou o suco cru ou cozido da fruta seca.

Melancia – Poderoso alimento refrescante, possui alta quantidade de licopeno e glutationa, compostos antioxidante e antibacteriano. Fruta com poder medicamentoso na dispepsia e acidez estomacal, protegendo e aliviando as dores, ajuda na cicatrização das úlceras gastroduodenais, protege o estômago contra úlcera e câncer.

Melão – Fruta excelente para qualquer problema de estômago e esôfago, eliminando a ascite. O suco ajuda na cura da dispepsia e acidez estomacal. Deve-se ingerir diariamente, tanto a fruta quanto o suco.

Morango – Contém a enzima secretina que junto dos fermentos e das vitaminas facilita a digestão. As matérias aromáticas atuam nos nervos do olfato e do gosto, aumentando o apetite na inapetência, estimulando também a mucosa do estômago, favorecendo a secreção do suco gástrico.

Pera – Fruta de excelente digestibilidade, estimula a produção da saliva e do suco gástrico, neutraliza a acidez do estômago, atua nas úlceras gástricas, gastrite e nas inflamações digestivas em geral. Em caso de estômago sensível, pode-se ingerir a pera cozida ou assada e também se pode tomar o suco, tanto cru quanto cozido.

Manual de fisiopatologia e nutrição

Pêssego – É colagogo e um bálsamo para o estômago, desintoxica e fortalece-o através de seu alto conteúdo de vitaminas e sais minerais.

Romã – Seu suco é poderoso remédio para o estômago na dispepsia e na inflamação gástrica por ser uma fruta rica em magnésio e bioflavonoide, como a riboflavina.

Tâmara – Seu suco é ótimo em todos os casos de doenças gástricas que decorram com hipercloridria.

Toranja – Ótima fruta anti-helmíntica estomacal, contra todos os problemas gástricos, úlceras e má digestão.

1.5 Fígado

1.5.1 Funções do fígado

O fígado é a glândula mais volumosa do sistema digestório, possui ação antitóxica, neutraliza os venenos resultantes do funcionamento do organismo, desempenha importantes funções no dia a dia do indivíduo normal; é o órgão mais importante na captação dos aminoácidos circulantes e na síntese das proteínas plasmáticas. Ele produz, acumula e destrói muitas substâncias, aproveitando aquelas necessárias e eliminando as que podem prejudicar o bom funcionamento do órgão, nele reflete toda a tensão nervosa do indivíduo.

"O fígado é a maior glândula do organismo, possui funções múltiplas e complexas. Elas incluem a formação da bile, reservatória de hidratos de carbono, formação de corpos cetônicos e outras funções de controle do metabolismo dos hidratos de carbono; redução e conjugação dos esteroides hormonais das adrenais e das gônadas; desintoxicação de muitas drogas e toxinas; síntese de proteínas plasmáticas; inativação de hormônios polipeptídeos; formação de ureia; e muitas outras funções importantes no metabolismo das gorduras"[4].

---

4. GANONG, William E. *Fisiologia médica*. São Paulo: Atheneu, 1973, p. 402, § 1.

1. Sistema digestório

O fígado é um órgão que tem condições de regular efetivamente a glicemia, constituindo o centro das ações do glucagon, podendo fornecer as suas reservas de glicogênio, como glicose circulante, desdobrando uma parte de glicogênio armazenado liberando sob a forma de glicose, ajudando assim a reabastecer o sangue; à medida que a glicose está sendo utilizada por outros tecidos, esta liberação de glicose no fígado é acelerada pela ação da adrenalina.

A maior parte dos produtos finais da digestão dos alimentos é transportada diretamente para o fígado. A célula hepática (hepatóxito) possui um núcleo central no retículo endoplasmático granular, nele ocorre a síntese e acúmulo das várias proteínas sintetizadas, como, por exemplo, a albumina e o fibrinogênio que posteriormente são lançados na corrente sanguínea. Neste sentido a célula hepática é considerada como de secreção endócrina. O retículo endoplasmático agranular também está presente e é responsável pela síntese de esteroides. Além disso, também participa de processos de conjunção, oxidação e metilação usados pelas células para neutralizar substâncias que lhe são nocivas.

Outro componente característico da célula hepática é o glicogênio, que aparece sob a forma de grãos grosseiros. A sua quantidade presente no hepatóxito varia de acordo com a fase digestiva e a hora do dia. O glicogênio funciona como uma reserva que é mobilizada pela célula hepática quando ocorre uma queda de glicose no sangue circulante (hipoglicemia).

1.5.2 Funções metabólicas normais do fígado

"Devido às diversidades das funções metabólicas, o fígado é um dos mais importantes órgãos glandulares do corpo. Todos os nutrientes ingeridos e absorvidos são transportados diretamente ao fígado pela circulação porta, com exceção dos ácidos graxos de cadeia longa e das vitaminas lipossolúveis. Através da circulação sistêmica uma quantidade de ácidos graxos de ca-

Manual de fisiopatologia e nutrição

deia longa e de vitaminas lipossolúveis são transportadas ao fígado. Ele utiliza os nutrientes em processos metabólicos sintetizantes e degenerativos e também armazena nutrientes, principalmente as vitaminas lipossolúveis, vitamina B12 e glicose como glicogênio.

Aminoácidos – O fígado regula a distribuição dos aminoácidos para a célula do corpo, onde são utilizados na síntese de proteínas celulares. Ele sintetiza muitas enzimas e proteínas do plasma, fibrinogênio, protrombina, albumina e a maioria das globulinas alfa e beta. A ureia, o produto final da degradação de todos os aminoácidos, também é sintetizada no fígado.

Glicídios – O fígado converte glicose, frutose e galactose em glicogênio e por meio da glicogenólise fornece glicose para manter o metabolismo energético no cérebro, músculo, tecido adiposo e outras células do corpo. O excesso dos metabólicos intermediários da glicose são convertidos em lipídios e através da via gliconeogênica ele também sintetiza glicose a partir de aminoácidos desaminados.

Lipídios – O fígado converte os lipídios em lipoproteínas de densidade muito baixa, as quais são transportadas a outros tecidos para serem armazenadas como triglicerídios. O fígado também sintetiza colesterol a partir de acetil-CoA pela via do escaleno, e é o único órgão no organismo que sintetiza corpos cetônicos.

Minerais e vitaminas – Uma importante função do fígado é o armazenamento de ferro, como ferritina, e de cobre, que assim se torna disponível à síntese da hemoglobina nas células vermelhas do sangue. Outros minerais como o zinco e o magnésio estão também presentes no fígado, onde fazem parte de muitas reações enzimáticas indispensáveis do metabolismo intermediário. Por exemplo, o álcool-desidrogenase no fígado requer zinco para sua atividade.

Vitamina A – Armazenada no organismo, é encontrada em grande quantidade no fígado e embora a maior parte do caroteno ingerido seja convertida nesta vitamina nas células do trato gas-

44

1. Sistema digestório

trintestinal, outra parte sofre essa conversão no tecido hepático.

As outras vitaminas lipossolúveis D, E e K também são armazenadas no fígado e as vitaminas do complexo B também são encontradas em quantidades consideráveis, funcionando como parte da síntese enzimática no metabolismo intermediário"[5]. Desta forma, o fígado contribui para a manutenção da concentração de glicose no sangue. Mas a glicose também pode ser formada no fígado a partir de vários monossacarídios e de várias fontes não glicídicas, pois possui sínteses enzimáticas que catalisam a conversão de galactose, frutose e várias pentoses, em glicose.

Além do glicogênio o hepatócito também tem a capacidade de armazenar lipídios sob a forma de gordura neutra, bem como vitaminas importantes para o organismo como as vitaminas hidrossolúveis B1 (tiamina), B2 (riboflavina), B3 (niacina), B5 (ác. pantotênico), B12 (cobalamina) e as lipossolúveis A, D, E e K.

O hepatócito é responsável também pela transformação de lipídios e aminoácidos em glicose, graças a um processo enzimático, a gliconeogênese. É também a principal sede do processo de desaminação dos aminoácidos com a consequente produção de ureia que é lançada no sangue sendo posteriormente eliminada pelos rins.

A célula hepática tem importantes funções relacionadas com catabolismo e interconverção de proteínas e gorduras. O fígado tem ampla capacidade de transformação, manda os resíduos para o sangue, dá um tempo, traz de volta ou manda para os tecidos, o que for insolúvel em água é absorvido pelo intestino, cai para o sistema linfático, e o fígado pode trazer de volta e decodificar.

O fígado não armazena nada, nem toxinas nem agrotóxicos; as toxinas ficam armazenadas nas gorduras. "Decodifica-

---

5. MITCHELL, et al. *Nutrição*. Rio de Janeiro: Interamericana, 1978, p. 448, cap. 32, § 1-2.

Manual de fisiopatologia e nutrição

ção" que consiste em uma transformação de uma substância ativa em inativa, ou seja, transformar um produto qualquer em uma fórmula solúvel em água que depois é excretado.

O fígado é o centro metabólico do organismo; tudo o que ele faz é para outros órgãos. Se retirados 80% de sua massa ele tem capacidade de funcionamento, regenera-se facilmente, possui uma reserva funcional extremamente grande. Quando surgem sinais patológico hepáticos graves, é porque houve uma grande perda de massa do fígado; mas não é comum isso acontecer; é mais fácil haver lesão de qualquer outro órgão do que de fígado.

Tudo que for solúvel em água passa do intestino para o fígado, tudo o que não consegue filtrar o fígado deixa passar, capta as substâncias, manobra com elas e devolve-as para o intestino. É um órgão que tem condições de regular efetivamente a glicemia; constituindo o centro das ações do glucagon, podendo fornecer a sua reserva de glicogênio, como glicose circulante, desdobrando uma parte de glicogênio armazenado, liberando sob a forma de glicose, ajudando assim a reabastecer o sangue; à medida que está sendo utilizada a glicose por outros tecidos, esta liberação de glicose no fígado é acelerada pela ação da adrenalina.

A célula hepática (hepatócito) possui um papel fundamental metabólico múltiplo e complexo, com importantes funções relacionadas com o depósito e armazenamento de carboidratos, catabolismo e interconverção de proteínas e gorduras, formação e secreção da bile hepática, síntese da ureia, formação de corpos cetônicos, conjugação e redução dos esteroides, hormônios das glândulas gônadas e adrenais. Conclui-se que o metabolismo de vários hormônios realiza-se quase que exclusivamente no fígado.

A circulação entero-hepática é muito complexa; a veia central é localizada no lóbulo hepático, e o sangue que chega a ela provém dos capilares sinusoides. Contém também três elementos que formam a tríade hepática, que são:

1. Sistema digestório

- ramo da veia porta, da origem a ramificações que vão confluir para o centro dos lóbulos hepáticos;
- ramo da artéria hepática que leva sangue ao fígado;
- conduto hepático, este possui paredes forradas de epitélio cilíndrico.

1.5.3 Vesícula biliar

É um órgão saciforme localizado junto do fígado, na sua superfície inferior, ligado ao ducto hepático, tem por função armazenar uma certa quantidade de bile produzida pelo fígado entre as refeições; modificando-a quimicamente e aumentando sua concentração. Durante a digestão a vesícula se contrai e lança rapidamente a bile ao intestino delgado, através do ducto hepático comum; as secreções pancreáticas misturam-se com a bile antes de sua entrada no duodeno para auxiliar na digestão.

"A bile é secretada pelas células hepáticas e acumula-se na vesícula biliar durante os intervalos da digestão; a mucosa da vesícula biliar concentra a secreção biliar diluída através de reabsorção seletiva da água [...].

A presença de determinados componentes alimentares, especialmente gorduras, no intestino delgado, dá início à elaboração da pancreosimina-colecistoquinina na mucosa intestinal. Quando atinge a vesícula biliar pela corrente sanguínea, esse hormônio provoca, especialmente, a contração do órgão de armazenamento e evacuação da bile concentrada no duodeno através do colédoco.

A bile contém os sais biliares, glicocolato e taurocolato de sódio, pigmentos biliares, lecitina e colesterol. Não contém enzimas digestivas de importância, mas é decisiva para uma digestão adequada e para a absorção de gorduras devido a sua eficiente ação emulsificante. Os sais biliares diminuem a tensão superficial das grandes gotículas de gordura e de partículas existentes no conteúdo semilíquido do intestino, facilitando assim a sua subdivisão em gotículas progressivamente menores sob a

Manual de fisiopatologia e nutrição

constante ação mecânica de agitação do intestino delgado. Em consequência, a gordura alimentar é reduzida a uma fina emulsão que expõe a ação saponificante da lipase pancreática uma superfície enormemente aumentada"[6].

A presença da bile no intestino se faz necessária para realizar a digestão e absorção das gorduras e das vitaminas lipossolúveis A, D, E e K. Quando a digestão das gorduras é prejudicada, outros alimentos também são mal digeridos, visto que as gorduras cobrem as partículas alimentares e impedem a ação das enzimas digestivas sobre o alimento, resultando numa má digestão.

A bile hepática difere da bile vesicular; a primeira é composta de sais e ácidos biliares, pigmentos biliares como a bilirrubina, biliverdina, lipídios, muco e água, que é secretada pelo fígado para a vesícula biliar, onde é concentrada transformando-se no produto chamado de bile vesicular, onde o ferro, a água e os eletrólitos são reabsorvidos pela mucosa da vesícula; os sais biliares e o colesterol não são reabsorvidos e tornam-se altamente concentrados na vesícula biliar.

Quando a bile vesicular torna-se super-saturada de colesterol, este se cristaliza transformando-se em pequenas pedras (cálculos) que podem variar de diâmetro, na maioria dos casos a pessoa pode conviver com eles sem problemas. Entretanto, pode acontecer da vesícula biliar contrair-se para expelir a bílis, e o cálculo pode tentar sair obstruindo a abertura do ducto que leva ao fígado e ao intestino delgado, podendo resultar em inflamação, tornando-se muito grave, necessitando a retirada da vesícula.

A alta taxa de sais biliares que passam para o intestino são reabsorvidos no íleo terminal, entram na veia porta e retornam para o fígado para serem novamente secretados na bile (circulação entero-hepática). A bile neutraliza o quimo ácido que provém do estômago e torna-se um carreador de produtos de degra-

---

6. BURTON, Benjamin T. *Nutrição humana*. São Paulo: McGraw Hill, 1979, p. 8, § 1-2.

1. Sistema digestório

dação dos sais biliares, assim como através da bile são excretados quase totalmente o colesterol e as toxinas, muitos medicamentos, pigmentos biliares, minerais como zinco, cobre e mercúrio, prejudiciais ao organismo.

Quando a vesícula é retirada, a bile é estocada no canal colédoco que liga o fígado ao intestino delgado e o canal estende-se para exercer a função. Os cálculos biliares sem infecção na vesícula chamam-se colelitíase; quando eles deslizam pelo colédoco e produzem obstrução e espasmos, chamam-se coledocolitíase.

"Secreção hepática – O fígado secreta uma solução, a bile, que contém grande quantidade de sais biliares, quantidade moderada de colesterol e pequena quantidade de um pigmento verde, a bilirrubina (que é um produto final do metabolismo de destruição dos glóbulos vermelhos), além de muitas outras substâncias de menor importância. A única substância que tem importância para as funções digestivas do tubo gastrintestinal são os sais biliares. Os demais constituintes são, em verdade, produtos finais do metabolismo que estão sendo excretados do corpo por essa via. A quantidade de bile que é excretada a cada dia é em média de 800ml"[7].

As crises por cálculos da vesícula podem vir acompanhadas de náuseas, vômitos, dor epigástrica ou no hipocôndrio direito, podendo irradiar-se para as costas. Há pessoas propensas a ter cálculos biliares, mas podemos preveni-los com uma dieta adequada, diminuindo o nível de colesterol que satura a bile, pois alguns alimentos contribuem como "detergentes", mantendo o colesterol diluído.

1.5.4 Cálculos biliares

São pequenas concreções duras (pedras), que se formam e que podem existir no tecido do fígado, na vesícula biliar ou nos

---

7. GUYTON, Arthur C. *Fisiologia humana*. Rio de Janeiro: Guanabara, 1988, p. 408, § 1.

Manual de fisiopatologia e nutrição

canais por onde passa a bile. A passagem dessas pedrinhas produz a cólica hepática, caracterizada por dores violentas que sobrevêm do lado direito, quase na boca do estômago, acompanhada muitas vezes de vômitos, ansiedade precordial, sufocação, e algumas vezes de icterícia.

O acesso repete-se com intervalo de anos, às vezes, ou amiúda-se de repente dependendo em grande parte de sua alimentação. Podemos ter cálculos de vesícula e não ter problemas sérios. Há pessoas que ficam anos sabendo que têm os cálculos e não sentem nada, mas depende de como ela comporta-se com sua alimentação. Existem nos vegetais substâncias benéficas como as proteínas e as fibras; as principais são: proteína da soja, azeite de oliva, deve-se ingerir muita fruta e vegetais crus.

1.5.5 Hepatite viral

É uma inflamação do fígado; é uma doença infecciosa ou infectocontagiosa que atinge o parênquima hepático de forma aguda ou crônica, que gradualmente pode lesar as células intestinais e outros órgãos, mas a pior lesão se dá no fígado que pode levar à necrose e morte das células mais internas, que impedem a secreção e excreção da bile, causando a icterícia e finalmente pode levar a pessoa à morte.

1.5.6 Hepatite viral A

É causada principalmente pelo vírus A. Denominamos de hepatite A infecciosa, sendo comum em crianças e jovens; é moderadamente contagiosa e transmitida através da água, alimentos ou esgotos contaminados. Na fase aguda, os sintomas são náuseas, vômitos, febre, dor de cabeça, fadiga, anorexia, perda de peso e desconforto abdominal.

1.5.7 Hepatite B – viral sérica

É mais grave, apesar de os sintomas serem meio semelhantes aos da hepatire A; a hepatite B pode ser transmitida através

1. Sistema digestório

de instrumentos médicos ou dentários sem a esterilização adequada, transfusões de sangue ou soro de portadores do vírus, agulhas de tatuagens ou outro instrumento que perfure a pele que pode ter entrado em contato com o sangue contaminado.

Pessoas que trabalham em hospital, pronto-socorro, clínica ou laboratório devem ter o máximo de cuidado com as agulhas utilizadas, pois podem ter sido usadas em pessoas portadoras do vírus e o profissional acidentalmente pode contaminar-se.

1.5.8 Hepatite C

É assintomática e uma doença infecto-contagiosa, transmitida acidentalmente como a hepatite B. Apesar de ser mais grave, o indivíduo pode ter adquirido o vírus, mas não desenvolver logo a doença. Passam anos e de repente começam os sintomas, por exemplo: dor abdominal, náuseas, vômitos e cansaço fácil. Passando para a fase mais crítica, vai piorando seu estado, as células hepáticas necrosam, causando inflamação e vão morrendo, e finalmente levam à cirrose hepática.

Se a pessoa for alcoólatra é ainda mais grave; geralmente ela é desnutrida, uma vez que substitui o alimento pelo álcool, que contém calorias vazias, agravando-se ainda mais a doença; dificilmente o indivíduo terá uma recuperação, porque as lesões hepáticas induzidas pelo álcool normalmente relacionam-se com a desnutrição.

1.5.9 Cirrose hepática

É uma doença crônica em que há uma destruição das células hepáticas (hepatócitos), que são substituídas por tecido cicatricial fibroso inativo. O tecido hepático normal é destruído gradativamente. Esta troca tissular faz com que o fígado se reduza de tamanho tornando-se mais firme, prejudicando a função hepática devido a congestão intra-hepática e a hipertensão portal, causando também uma degeneração gordurosa de longa duração.

Manual de fisiopatologia e nutrição

A ingestão diária de álcool é a principal causa da cirrose hepática, não importa a quantidade, pois um grama de álcool etílico produz 7 calorias quando completamente metabolizado. O álcool é rapidamente absorvido no estômago e intestino delgado, e distribui-se nos líquidos do corpo, sendo rapidamente oxidado e com pouco armazenamento. O primeiro sinal do comprometimento pelo álcool é o acúmulo de gordura no fígado (esteatorreia hepática).

O estágio mais grave ou final da lesão do fígado e sua degeneração pode ter início com uma simples hepatite alcoólica e finalmente resultar em cirrose hepática. Nos casos de qualquer doença hepática, as funções do fígado podem estar prejudicadas e a concentração da amônia no sangue periférico subirá a níveis tóxicos, podendo esta intoxicação levar o indivíduo ao coma hepático, motivo pelo qual se deve evitar dieta com alto teor de proteínas para pacientes com doenças hepáticas de nível avançado, o que pode contribuir para o aparecimento de intoxicação pela amônia.

1.5.10 Alimentação

Abóbora – Por seu alto conteúdo de betacaroteno e demais vitaminas e por ser de fácil digestão, torna-se um alimento ótimo em todos os problemas do fígado, da vesícula e principalmente na hidropisia.

Acelga – Alimento ótimo nas cólicas hepáticas, colecistite e cálculos biliares.

Agrião – Estimula o fluxo da bile para o intestino, sendo considerado um remédio contra a hepatite, icterícia e colelitíase.

Aipo ou salsão – Auxilia no metabolismo do colesterol no fígado, atuando contra a hepatite e a icterícia.

Aveia, centeio e cevada – São cereais que fazem verdadeira desintoxicação do fígado, eliminando os estoques de ácidos biliares.

1. Sistema digestório

Berinjela – É um ótimo alimento, ajuda a metabolizar o colesterol no fígado, atuando nas afecções hepáticas em geral. Pode-se usar também o suco. Ferver tanto o fruto quanto as folhas, 30 a 40 gramas para um litro de água, e tomar durante o dia, por uma semana, parar três dias, voltar a tomar até sentir-se bem do problema.

Beterraba – Além de ser um excelente alimento, tanto cozido quanto cru ou em suco, regulariza as funções do baço e do fígado, evitando o derrame de bílis.

Chicória – Ativa a função hepático-biliar, purifica o fígado congestionado, cura a icterícia e desintoxica o fígado e o baço ingerindo-se o suco ou a salada.

Dente-de-leão – É o melhor fitoterápico contra cálculos na vesícula, estimula o fluxo biliar, é colagogo, auxilia no tratamento da cirrose hepática, hepatite, problemas do baço e do pâncreas.

Pepino e pimentão – Ótimos ativadores da bile, atuam dissolvendo e eliminando os cálculos da vesícula biliar.

FRUTAS

Acerola, ameixa, banana e caqui – Pelo alto teor em vitaminas e demais propriedades benéficas, estas frutas previnem as afecções do fígado e cálculos biliares e auxiliam no tratamento da cirrose hepática e na icterícia.

Amêndoa – Quem tem problemas hepáticos, como icterícia e cálculos biliares, não pode comer amêndoas.

Cereja – Atua nas glândulas hepáticas e no pâncreas, auxiliando no tratamento de todas as afecções do fígado.

Figo – Através de suas fibras digeríveis, atua no fígado, regulando o fluxo biliar, prevenindo os cálculos e eliminando as toxinas.

Framboesa e groselha preta – Ativam o fluxo da bile, são ótimos contra todos os males do fígado e obstruções do baço.

Manual de fisiopatologia e nutrição

Laranja – Seu suco *in natura* estimula o suco pancreático, dissolve e elimina as gorduras do fígado.

Lima – Um copo do suco, em jejum, e outro ao deitar, combate as doenças hepáticas, metabolizando o colesterol no fígado.

Limão – Por sua alta taxa de vitamina C, é um remédio preventivo e curativo da cirrose hepática e da ascite.

Maçã, maracujá e morango – São frutas indicadas nos casos de hepatite, cirrose hepática e demais afecções do fígado.

Melão – Pessoas com cirrose hepática, cálculos biliares e demais patologias do fígado devem fazer uso de um a dois copos do suco desta fruta, diariamente.

Pêssego e pera – Previnem os cálculos na vesícula, ativam a secreção hepático-biliar, drenando os canais e desintoxicando-os.

Toranja, tâmara e tamarindo – Frutas ótimas nas alterações do fígado e processos patológicos das células hepáticas, afecções do fígado, vesícula biliar e todo o sistema hepático.

Uva – Reconstituinte poderoso das células hepáticas, ajuda a curar as inflamações do fígado e do pâncreas (pancreatite).

1.6 Pâncreas

O pâncreas é um órgão localizado na região retroperitonial, ou seja, no fundo da porção superior do abdome, atrás do estômago, sendo, portanto, impalpável no indivíduo sadio. É uma glândula importante, produtora de insulina, enzimas digestivas e bicarbonato de sódio. Sua estrutura é semelhante a uma glândula salivar parótida.

Observando-se um corte ao microscópio nota-se que o órgão está envolto por uma cápsula de tecido conjuntivo muito fina. Também é fácil observar septos de tecido conjuntivo que partem da cápsula e penetram no interior da glândula, dividindo-a em lóbulos.

A maior parte do pâncreas é formado por unidades secretoras chamadas de ácinos pancreáticos. Estes acham-se agrupados

1. Sistema digestório

de forma tão irregular que é difícil distingui-los como estruturas individuais. As células que formam os ácinos têm geralmente forma piramidal, seus núcleos são esferoidais de tamanho variável, localizados principalmente na região basal da célula.

Em cada célula podemos distinguir duas regiões características: uma zona basal, situada abaixo do núcleo com citoplasma basófilo, devido à abundância de ribossomas. É nesta região que são sintetizadas as proteínas que depois serão eliminadas na luz dos ácinos. A outra região da célula é a zona apical, localizada acima do núcleo. Nesta região localizam-se grânulos acidófilos que representam a secreção já elaborada.

O pâncreas é uma glândula com funções endócrinas e exócrinas. A parte endócrina é responsável pela produção hormonal de gastrina, glucagon e insulina. A parte exócrina produz e libera as secreções produzidas pelas células pancreáticas através das enzimas digestivas, tripsina, quimiotripsina, tripsinogênio, lipase, amilase, maltase, ribonuclease, carboxipeptidase, desoxirribonuclease e água.

A secreção, após ser lançada na delgada luz dos ácinos, é conduzida pelos ductos excretores, que se unem, formando ductos maiores e dão origem a um grosso canal – o canal ou ducto pancreático que desemboca na luz do duodeno onde é lançada a secreção de natureza exócrina. A parte endócrina é representada pelas ilhotas pancreáticas de Langerhans.

O suco pancreático com suas enzimas digere proteínas, hidratos de carbono e gorduras, enquanto o bicarbonato neutraliza a acidez dos alimentos que são transportados do estômago para o duodeno. As enzimas auxiliam na digestão dos alimentos no intestino delgado, quando o quimo atinge a parte superior do intestino, produz e libera o hormônio secretina pela mucosa intestinal.

Como o suco pancreático contém enzimas que atuam sobre o alimento no duodeno, é necessário um mecanismo de controle que regule a produção e eliminação da secreção pancreática, conforme a quantidade de alimento existente no duodeno. Esta

Manual de fisiopatologia e nutrição

regulação é feita pela ação de dois hormônios – a secretina e a colecistoquinona, ambas produzidas pelas células cilíndricas (absortivas) do epitélio da mucosa do duodeno.

A secretina, através de um processo automático, impede o excesso de ácido clorídrico na parte superior do intestino delgado. Quando o quimo está altamente ácido, é liberada grande quantidade de secretina que vai através do sangue para as células pancreáticas, fazendo com que estas células secretem grandes quantidades de líquidos, com concentração muito elevada de bicarbonato de sódio que sai do estômago, neutralizando a acidez do quimo por meio desta reação.

A colecistoquinona provoca a secreção do suco pancreático rico em enzimas. Em caso de extrema desnutrição, as células dos ácinos sofrem atrofia com consequente diminuição da produção das enzimas digestivas. Entre os ácinos é possível observar fibras de tecido conjuntivo que formam o esqueleto e grande quantidade de vasos sanguíneos.

1.6.1 Pancreatite

É uma inflamação do pâncreas caracterizada por edema, exsudato celular e necrose gordurosa, que pode ser leve e autolimitada ou grave com necrose do tecido pancreático. Causas: obstrução do ducto pancreático, cicatrizes ou câncer, alcoolismo, infecções viróticas, má alimentação, drogas e lesões abdominais.

1.6.2 Pancreatite aguda

Caracteriza-se por episódio inflamatório isolado, sem sequelas funcionais. Os processos inflamatórios agudos são geralmente causados por uso de bebidas alcoólicas, litíase biliar e hiperlipidemia, traumatismo, úlcera péptica, virose e medicamentos. Porém, as piores causas são o alcoolismo e os cálculos biliares. Há um extravasamento de enzima lipolítica e proteolítica dentro da glândula que causa edema.

1. Sistema digestório

Na pancreatite aguda recorrente observa-se mais de um episódio agudo, com a glândula retornando ao normal entre os episódios. Sintomas: náuseas, vômitos, dores fortes em volta do umbigo, irradiando-se para as costas, e choque que pode até ser fatal.

O maior tratamento é feito pelo médico, e geralmente em hospital. A dieta também deve ser orientada pelo facultativo, que geralmente de início é enteral, caso o paciente não tolere bem o aporte nutricional no trato gastrintestinal.

Cuidado nutricional: deve constar de alimentos necessários, sem que haja maiores agressões pancreáticas. Sabemos que certos alimentos ativam a liberação de enzimas, mas devemos nos esforçar para que breve o paciente possa ingerir uma dieta normal, tendo uma boa recuperação, evitando-se uma desnutrição e corrigindo a esteatorreia.

1.6.3 Pancreatite crônica

A pancreatite crônica ocorre quando a inflamação não cede ou quando há recidivas frequentes. Caracteriza-se por muita dor no abdome e também podendo ocorrer vômitos, febre, hipertensão, excesso de gases, abdome crescido com ardência ou fisgada, muita dor muscular e esteatorreia. O pâncreas não secreta uma quantidade suficiente de enzimas, resultando em má digestão e má absorção, que pode levar a diabetes e problemas gastrintestinais muito sérios.

Em casos crônicos, com extensa destruição pancreática, a capacidade secretora da insulina do pâncreas diminui, desenvolvendo uma intolerância pela glicose. Exige-se então um tratamento com insulina e cuidados nutricionais adequados a pacientes com diabetes mellitus.

1.6.4 Câncer de pâncreas

Este tipo de câncer é muito resistente ao tratamento. Uma dieta alimentar correta pode ajudar a deter o desenvolvimento

Manual de fisiopatologia e nutrição

desse câncer. Alimentos que podem prevenir o câncer de pâncreas: muita fruta, especialmente as cítricas, como: laranja, morango, suco de maçã, suco de laranja, frutas secas, tomate e legumes diariamente.

O tomate possui a maior fonte de licopeno, mais que qualquer outra fruta, principal inibidor do câncer de pâncreas. Para melhor atividade do licopeno, o tomate deve ser aquecido em molho com pouca gordura. A melancia e a amora também possuem boa fonte de licopeno. As leguminosas, como o feijão e a soja, possuem os agentes anticancerígenos comprovados.

Alimentos que podem elevar as chances de câncer de pâncreas em pessoa suscetível: muita carne vermelha – frita ou grelhada, gorduras, carne de porco fresca, seca ou defumada, bacon defumado, presunto, salsichas, frios em geral e conservas.

1.6.5 Fibrose cística ou mucovicidose

É uma doença hereditária congênita, de caráter autossômico recessivo, ou seja, os pais são portadores do gene defeituoso e transmitem a doença sem apresentar manifestação da mesma; é uma doença complexa que altera o funcionamento normal das glândulas exócrinas e pode comprometer múltiplos órgãos constituídos destas glândulas em diferentes graus de disfunção. Porém, o principal órgão atingido é o pulmão com problemas crônicos supurativos.

Caracterizam-se por defeito no transporte de eletrólitos, através de membranas celulares epiteliais do organismo, por alterações das glândulas exócrinas, resultando em secreções mucosas muito espessas e viscosas que causam obstrução no nível dos ductos glandulares, acarretando manifestações clínicas variadas para cada órgão afetado, comprometendo principalmente o aparelho respiratório e digestivo. É uma exocrinopatia generalizada por infecções pulmonares recorrentes e comprometimento da absorção gastrintestinal; o intestino não recebe suco pancreático, prejudicando a digestão.

1. Sistema digestório

As membranas mucosas nas glândulas dos pulmões produzem um muco espesso e viscoso que bloqueia as passagens nos pulmões e promove o crescimento de bactérias nocivas. As secreções brônquicas, muito espessas e difíceis de eliminar, podem determinar obstruções na árvore respiratória, causando sérias infecções quase constantes nos casos avançados, podendo desenvolver pneumonia, enfisema pulmonar e fibrose. O fígado pode ser afetado, produzindo bile muito espessa e pode ocorrer nos três primeiros meses de vida, com icterícia neonatal colestática prolongada e, com o avanço da idade, pode evoluir para uma cirrose.

A fibrose cística é habitualmente muito grave e, não tratada, pode levar à morte, às vezes, logo após o nascimento por obstrução intestinal ou infecção respiratória. A criança com esta doença perde quantidade excessiva de sais minerais pelas glândulas sudoríparas; normalmente sofre desnutrição, pois lhe falta a enzima digestiva, e o organismo não absorve os nutrientes necessários, tendo de ser suplementadas estas enzimas. Há também uma perda considerável de cloreto de sódio (NaCl) pelo suor, predispondo a desidratação hipotônica.

Esta doença não é contagiosa, não afeta o cérebro e não limita em absoluto a capacidade intelectual. Ao contrário, estas crianças costumam ser muito inteligentes, extremamente criativas e dedicadas ao trabalho intelectual, talvez como compensação à sua falta de capacidade física. Mas o tratamento destas crianças se torna oneroso para a família, porque o paciente não pode deixar de receber as enzimas pancreáticas (pancreatina) para a digestão das proteínas. As enzimas proteolíticas controlam as infecções que devem ser tratadas com antibióticos e auxiliam a digestão, afinando as secreções do muco espesso dos pulmões.

"A fibrose cística do pâncreas caracteriza-se por uma alteração das glândulas exócrinas. É uma exocrinopatia generalizada. Atinge particularmente o pâncreas, glândulas da mucosa brônquica e glândulas sudoríparas. Com menor frequência o fígado e glândulas salivares. É hereditária, operando-se a trans-

Manual de fisiopatologia e nutrição

missão como caracter mendeliano recessivo. A influência racial é flagrante: a incidência é maior nas coletividades brancas do que entre negros e mongóis.

O pâncreas e as glândulas mucosas dos brônquios têm as secreções espessadas. O suco pancreático fica retido nos condutos excretores, que se dilatam em alguns pontos, sofrendo a porção exócrina do órgão um processo de atrofia, com proliferação do tecido fibroso intra e interlobar (fibrose cística do pâncreas). As ilhotas de Langerhans são geralmente normais. O intestino não recebe suco pancreático e padece as consequências da falta de seu valioso papel digestivo. Os brônquios ressentem-se do expessamento e viscosidade do muco (mucovicidose). As secreções, difíceis de eliminar (pelas suas qualidades físico-químicas e pelo mau funcionamento dos cílios respiratórios), determinam obstruções em vários pontos da árvore brônquica, geralmente obstrução parcial (zonas de enfizema), às vezes total (área de atelectasia). Diminui consideravelmente a resistência às infecções, que se repetem e adquirem especial gravidade. Nos casos prolongados sobrevém bronquectasia mais ou menos extensa. As glândulas salivares de secreção mucosa podem apresentar alterações semelhantes às do pâncreas, embora menos pronunciadas. Quanto às glândulas sudoríparas, sua alteração resume-se em segregar taxas elevadas de cloreto de sódio e em menor extensão de cloreto de potássio. O fígado, quando afetado, produz bile muito espessa, donde resulta cirrose focal multilobular. Discreta, em geral, a cirrose hepática adquire, por vezes, maiores proporções, dando lugar ao quadro de hipertensão porta, com hepatoexplenomegalia e hiperesplenismo. Infiltração gorda e hemossiderose observam-se ocasionalmente.

Tratamento – As linhas gerais do tratamento visam três pontos fundamentais: 1) corrigir a desordem nutritiva resultante da falta de suco pancreático; 2) favorecer a eliminação das secreções brônquicas anormalmente espessas e viscosas e 3) prevenir ou combater as infecções respiratórias. Atende-se ao primeiro ponto pela dieta apropriada, administração de pancreati-

1. Sistema digestório

na; ao segundo, pela drenagem postural, nebulizações e vibração do tórax; ao terceiro, pelo uso oportuno de antibióticos. É do maior interesse diagnosticar a doença o mais cedo possível, a fim de instituir esse tratamento antes que as manifestações respiratórias se tornem extensas e irreversíveis"[8].

A primeira referência sobre esta doença foi escrita em 1936, pelo Dr. Guido Fanconi, da Suíça. Mas o primeiro informe completo aparece descrito pela primeira vez em 1938, pela Dra. Doroty Andersen no *Babies and Childrens*, Hospital de Nova York, a qual descreveu as alterações histológicas do pâncreas e mostrou a associação com infecção pulmonar, propondo o termo fibrose cística do pâncreas.

Em 1945, Faber propôs o termo mucoviscidose ao identificar as secreções espessas e viscosas dos aparelhos respiratório e digestivo. Em 1953, durante uma onda de calor em Nova York, Di Sant'Agnese observou que os pacientes císticos sofriam muito e resolveu estudar sua sudorese, descobrindo o alto teor de sal do suor, "sugerindo" que todas as secreções exócrinas poderiam estar alteradas.

Em 1989, Tsui e Collins descobriram o gene da F.C. A alteração do gene é responsável por codificar uma proteína localizada na superfície das células do pulmão, pâncreas, ductos sudoríparos e vasos deferentes do aparelho reprodutor e que têm a função de controlar o fluxo de íons através da célula e desta forma manter o grau de hidratação das secreções. A perda ou uma disfunção desta proteína acarreta um desequilíbrio entre íons e água nas áreas intracelulares.

A partir de 1989, quando estes cientistas identificaram o gene responsável pela doença, tem ocorrido um considerável avanço no estudo da mesma. Investigações foram realizadas no Reino Unido, Canadá e Estados Unidos. Até o momento, cerca de 1.000 mutações diferentes foram descritas e se supõe ser uma

---

8. PERNETTA, César. *Terapêutica pediátrica*. Rio de Janeiro/São Paulo: Atheneu, 1977, p. 234, § 1-2.

Manual de fisiopatologia e nutrição

das causas da grande heterogeneidade clínica da doença. A mutação ou defeito mais comum tem sido encontrado em 75% dos cromossomos F.Q.

Na maioria dos casos, tem-se observado que o defeito é causado pela ausência do aminoácido fenilalanina na posição 508, ou seja, delta F 508. O gene encontra-se no braço longo do cromossomo 7 e é um gene muito grande que tem 6.500 nucleótidos, e uma falha numa destas unidades pode causar a doença. Cada cromossomo tem milhares de genes diferentes, os quais encontram-se sempre em pares. O pai e a mãe provêm cada um com um gene de seus pares para formar um novo par para a criança. Desta forma, os genes sempre passam características familiares de uma geração à seguinte. Isto significa que esta doença se manifesta no momento da concepção, pela transmissão e a conjugação de 2 cromossomos 7 portadores de um gene anormal.

Esses cromossomos vêm um da mãe e outro do pai, porém a doença não se manifestou nos pais porque cada um é protegido por um outro cromossomo sadio. Os pais são assim portadores sadios, porém transmissores da doença. Em cada concepção correm o risco de ter:

• 25% uma criança sadia;

• 25% uma criança com mucoviscidose;

• 50% uma criança sadia transmissora da doença.

1.6.6 Diagnóstico

Pode ser realizado desde o nascimento até a idade adulta. Através do "teste do pezinho" (dosagem da tripsina imunorreativa – IRT) é possível identificar a doença, mesmo antes do surgimento dos sintomas. Entretanto, deve ser confirmada pelo teste do suor, a ser realizado após o primeiro mês de vida ou pela análise genética.

O teste do suor (dosagem de sódio e cloro no suor) é realizado em todos os pacientes para confirmação do diagnóstico em duas análises. Atualmente, é possível realizar teste de diag-

1. Sistema digestório

nóstico pré-natal através do estudo cromossômico, ao redor da 12ª semana de gestação, se tiver o mesmo padrão de DNA dos irmãos portadores da doença.

1.6.7 Tratamento

Muitos avanços ocorreram no tratamento da F.C., deixando de ser uma doença restrita à faixa etária de atenção do pediatra. Nos últimos anos houve uma melhora na sobrevida destes pacientes. Em geral, eles conseguem viver até os 25 anos de idade. A maioria dos pacientes morre devido aos problemas pulmonares, levando a uma insuficiência respiratória. Existem casos em que as pessoas poderão sobreviver até 50 ou 60 anos. Apesar disso, ainda é uma doença que interfere marcadamente na qualidade de vida de seus portadores, com repercussão significativa em seus familiares e na sociedade.

O manejo dos pacientes com F.C. é complexo e variado; o tratamento deve ser permanente, vigoroso e por enquanto não existe cura; visa-se a profilaxia e tratamento das infecções respiratórias e das complicações associado a um suporte psicológico e socioeconômico ao paciente e sua família. O tratamento é individualizado dependendo das manifestações clínicas e é necessário que seja realizado em centro de tratamento especializado para F.C., contando com abordagens multidisciplinares com apoio de equipe de vários profissionais como médico, enfermeiro, fisioterapeuta, nutricionista, psicólogo e assistente social.

1.6.8 Tratamento nutricional

A dieta deve considerar, principalmente, as seguintes anomalias:

1) Má absorção por insuficiência exócrina pancreática, das secreções da lipase, amilase, bicarbonato de sódio, água e fermentos proteolíticos.

Manual de fisiopatologia e nutrição

2) Aumento de excreção de sódio, cloro e potássio no suor.

3) Catabolismo interno devido ao quadro broncopulmonar.

Considerando os elementos acima, a dieta deve ter:

• Aumento do VCT, devido ao catabolismo de 150 a 200 kcal./ kg/dia e mais perdas pelo quadro broncopulmonar.

• Aumento do teor de proteínas, para compensar o catabolismo de 4 a 5g/kg/dia.

• Aumentar a quantidade de cloreto de sódio (NaCl) e potássio (K), para compensar a perda pelo suor, principalmente em dias quentes.

• Diminuir o teor de gordura da dieta e conter na maior parte gorduras insaturadas.

• Diminuir as fibras vegetais, principalmente celulose, em caso de diarreia.

As calorias devem ser em sua maior parte fonte de hidratos de carbono, principalmente mono e dissacarídeos e amidos, farinhas refinadas e hortaliças feculentas. As proteínas devem ser aumentadas, de preferência as de mais fácil absorção, pela redução dos fermentos proteolíticos.

As proteínas naturais são de mais fácil assimilação: clara de ovo (albumina), o caseinato de cálcio e a gelatina. Deve-se usar ácido graxo essencial como o linoleico, que é constituinte das membranas celulares e cuja deficiência causa retardo no crescimento, devendo constar 3% do VCT da dieta. Deve constar de uma dieta adequada com alimentos que auxiliem a digestão e assimilação dos nutrientes, contribuindo para a regeneração dos tecidos.

Alimentos ricos em ferro, vitamina C, B12, betacaroteno e o zinco quelado atuam na regeneração dos tecidos e fortalecem o sistema imunológico. A falta da vitamina K causa deficiência gastrintestinal; a vitamina E contribui na assimilação de nutrientes; germano, coenzima q10 e glutamato têm ação imediata na oxigenação dos tecidos e fortalecem o sistema imunológico; a vitamina D regenera os tecidos dos pulmões; os níveis baixos

1. Sistema digestório

de selênio e do cobre têm sido associados à fibrose cística; os aminoácidos cisteína e metionina são necessários para regenerar os tecidos dos pulmões e proteger o fígado.

1.6.9 Alimentação

Todos os vegetais e frutas são necessários e nenhum faz mal contra essa doença, mas vamos dar aqui os mais importantes, que contêm maior quantidade destes nutrientes.

Abóbora (moranga) e abobrinha verde – São todas ricas em betacaroteno, vitaminas A, C, E, cobre, ferro, zinco, cisteína e metionina. Estes nutrientes atuam no sistema imunológico e previnem a anemia.

Agrião – Possui alta taxa de vitaminas A, C, E, K, complexo B e zinco.

Aipim – Tem alta quantidade de ferro, cistina, metionina, vitaminas A, C, e complexo B.

Aipo ou salsão – É rico em cobre, zinco, metionina, vitaminas A, C, E e complexo B.

Alcachofra – Contém ferro, cobre, zinco, vitaminas A, C e complexo B.

Alface – Contém ferro, zinco, cistina, metionina, vitaminas A, C, E, K e complexo B.

Alho – Possui alta taxa de cobre, selênio, zinco, cistina, metionina, vitamina C e complexo B.

Amendoim – Contém cobre, ferro, selênio, zinco, vitamina E, cistina e metionina.

Aspargo – Contém cobre, zinco, cistina, metionina, vitaminas A, C, E, K e complexo B.

Aves – Contêm vitaminas A, E, B12, cobre, ferro, cistina e metionina.

Batata-doce – Contém alta taxa de vitaminas A, C, complexo B, zinco, cistina e metionina.

Manual de fisiopatologia e nutrição

Batata-inglesa – Contém vitaminas C, E, K, complexo B, cobre, zinco, cistina e metionina.

Beterraba – Contém vitaminas A, C, E, complexo B, cobre e zinco.

Brócolis – Contém altíssima taxa de cobre, ferro, vitaminas A, C, complexo B, cistina e metionina.

Carne bovina – Tem alta taxa de vitamina B12, cobre, ferro, selênio, zinco, cistina e metionina.

Castanha-de-caju – Possui alta taxa de cobre, ferro, selênio, zinco, vitamina A, cistina e metionina.

Castanha-do-pará – Possui taxa muito alta de selênio e ferro, além do cobre, zinco, vitaminas A, C, E, complexo B, cistina e metionina.

Cenoura – De preferência, ingeri-la crua em salada ou suco; contém vitaminas A, C, E, complexo B, betacaroteno, cobre, zinco, metionina e cistina.

Centeio – Tem alta taxa de ferro, cobre, selênio, complexo B e metionina.

Chuchu – Possui alta taxa de vitaminas A, C, K, complexo B, cromo, zinco, cistina e metionina.

Cogumelo ou champignon – Possui alta taxa de selênio, cobre, zinco e metionina.

Couve – Tem alta taxa de vitaminas A, C, E, K, complexo B, zinco, cistina e metionina.

Ervilha – Contém alta taxa de cobre, ferro, vitaminas A, C, complexo B, cisteína e metionina.

Espinafre – Tem alta taxa de ferro, zinco, vitaminas A, C, E, K, complexo B, cistina e metionina.

Iogurte – Contém alta taxa de vitamina B12, A, C e zinco.

Ovo – Contém alta taxa de selênio, ferro, zinco, vitaminas A, E, cisteína e metionina.

Pepino verde – Tem alta taxa de vitaminas A, C, E, K, complexo B, cobre, zinco e metionina.

1. Sistema digestório

Pimentão – Tem alta taxa de cobre, selênio, zinco, cistina, metionina, vitamina E e complexo B.

Quiabo – Tem alta taxa de cobre, ferro, zinco, cistina, metionina, vitaminas A, C e complexo B.

Rabanete – Tem alta taxa de selênio, cobre, zinco, vitaminas A, C e complexo B.

Soja – Possui alta taxa de vitaminas K, E, betacaroteno, lecitina, ferro, cisteína e metionina.

Suco de laranja *in natura* – Contém alta taxa de selênio, cobre, zinco, vitaminas A, C e E.

Tomate – Possui alta taxa de vitaminas A, C, E, K, complexo B, cobre, zinco, cistina e metionina.

Trigo – Contém vitaminas A, D, E, K, complexo B, ferro e metionina.

Vagem – Tem alto teor de vitamina K, complexo B, cobre, ferro, zinco, cistina e metionina.

1.7 Intestinos

1.7.1 Intestino delgado

O intestino delgado (ID) inicia no piloro e termina na válvula ileocecal, onde se une ao cólon (IG). A maior parte da digestão e da absorção realiza-se nessa extensa região do aparelho digestório. O intestino delgado é composto do duodeno, jejuno e íleo.

A primeira parte do duodeno é delgada, porém o restante possui paredes expessas devido às dobras circulares da mucosa. Participa de todos os aspectos da digestão, absorção e transporte de materiais ingeridos; recebe secreção do pâncreas, do fígado e da vesícula biliar.

O pâncreas secreta seu suco digestivo quase que inteiramente por meio de estimulação hormonal; estes sucos são secretados no duodeno e na porção superior do jejuno, também

Manual de fisiopatologia e nutrição

estimulado pelo ácido clorídrico (HCl), gorduras, proteínas, hidrato de carbono e alimentos digeridos parcialmente.

A digestão e absorção de nutrientes se completam por meio alcalino produzido pela bile, pelo suco pancreático altamente alcalino e pelas secreções das paredes intestinais. Depois de absorvidos no intestino delgado, são levados pelo sangue através da veia porta ao pâncreas, fígado e vesícula biliar.

A absorção de minerais ocorre predominantemente em sua maior parte, na primeira metade do intestino delgado, assim como as vitaminas lipossolúveis, colesterol e sais biliares. Os únicos nutrientes que são absorvidos na porção distal (ileoterminal) são as gorduras e a vitamina B12 (cianocobalamina).

A mucosa do intestino delgado contém nódulos linfáticos aglomerados. Na digestão intersticial, o quimo é levado do estômago intermitentemente para o duodeno através da válvula pilórica. Os canais pancreáticos e biliares desembocam no duodeno próximo ao piloro, elevando o teor alcalino das secreções pancreáticas e biliares para neutralizar o ácido do quimo.

Ao longo do intestino delgado o bolo alimentar se desloca do íleo ao ceco (onde ocorre a junção dos intestinos delgado e grosso), já adquirindo uma consistência líquida. As glândulas de Brunner secretam muco para proteger a parede duodenal da ação do suco gástrico.

1.7.2 Intestino grosso (cólon)

Intestino grosso (IG) inicia no esfíncter ileocecal e termina no ânus. Ocupa um espaço considerável no abdome. Mede uma extensão aproximada de 1,5 metro, dividido em três porções: cólon ascendente – cólon transverso – cólon descendente.

Tem início no ceco, estende-se na região inferior direita do abdome para cima (cólon ascendente), atravessa por baixo do fígado até o baço (cólon transverso), desce pelo lado esquerdo (cólon descendente), une-se, então, ao reto por um segmento pe-

1. Sistema digestório

queno chamado sigmoide; este segmento evita a passagem do material fecal para o reto até que se manifeste o desejo de defecação.

O mecanismo de todo o trato alimentar e a excreção são controlados pelo sistema nervoso central (SNC). Quando o indivíduo está tenso ou estressado, o cólon pode apresentar espasmo. Na metade proximal até o ângulo esplênico, absorve só água e eletrólitos do quimo que entra pelo esfíncter ileocecal.

Embora o conteúdo vindo do intestino delgado (ID) permaneça cerca de no mínimo 12 horas no seu interior, este conteúdo líquido vai se desidratando e se solidificando, enquanto a água absorvida pelo bolo fecal vai se tornando consistente; este bolo fecal é composto por bactérias misturadas a material não digerível, como a celulose, e a outras substâncias eliminadas através das paredes intestinais.

O cólon é um órgão de armazenamento e de desidratação; as substâncias que entram líquidas tornam-se semissólidas à medida que a água vai sendo absorvida. São necessárias de 12 a 24 horas para que o conteúdo do intestino grosso (IG) faça seu circuito completo.

"A função principal do cólon é absorver água, sódio e outros minerais, convertendo os 300 a 500ml de quimo isotônico, que nele penetra todos os dias, proveniente do íleo, aproximadamente a 50g de fezes semissólidas. Certas vitaminas são também absorvidas e algumas delas são sintetizadas por um grande número de bactérias que florescem no cólon.

Tempo de trânsito nos intestinos – A primeira parte de uma refeição de prova chega ao ceco em cerca de 4 horas e a totalidade das porções não digeridas penetra no cólon em 8 a 9 horas. Em média, os primeiros vestígios da refeição atingem o ângulo hepático em 6 horas, o ângulo esplânico em 9 horas e o cólon pélvico em 12 horas. Do cólon pélvico ao ânus, o trânsito é muito lento. Aproximadamente 25% do resíduo de refeição de prova pode permanecer no reto por 72 horas. Quando pequenas contas coloridas são administradas com a refeição, em

69

Manual de fisiopatologia e nutrição

média 70% delas são recuperadas nas fezes, dentro de 72 horas; mas a recuperação total requer mais do que uma semana"[9].

O cólon é uma fonte de quantidades consideráveis de amônia, produto da atividade putrefativa das bactérias intestinais sobre os substratos nitrogenados. Essa amônia é absorvida pela circulação porta, porém em condições normais é removida rapidamente do sangue pelo fígado; ela possui uma peculiaridade de ser tóxica. Por esta razão, não pode ficar livre no tecido em que é produzida.

O organismo possui mecanismos para eliminar substâncias estranhas, como remédios e agentes de contaminação ambiental. Elimina também metabólicos produzidos por ele mesmo, mas que não são tóxicos (CO), radicais livres etc. ou que terminaram seu ciclo de uso (hormônios, proteínas desnaturadas do plasma etc.).

Muitos distúrbios intestinais com ausência de uma patologia difundida nada mais são do que distúrbios funcionais que envolvem alterações de motilidade, absorção, secreção e excreção. A dieta nestes casos tem uma relação primordial com o indivíduo com problemas intestinais. Existem princípios a serem seguidos, como a mudança de hábitos alimentares, utilizando, ou seja, intercalando na alimentação produtos integrais, grãos, sementes, frutas e verduras folhosas que contêm fibras.

Deve ser uma alimentação balanceada, com controle de gorduras e açúcares. Não é sem gorduras e nem exagero de fibras, pois esta última contém fitatos que podem quelar os sais minerais. Toda alimentação deve ser uniforme, de acordo com a necessidade de cada indivíduo. Ingerindo-se uns dois litros de água ao dia, o desconforto intestinal será eliminado e seu intestino funcionará sem problemas. Não esqueça que, se os intestinos não funcionarem bem, desequilibra todo o resto do nosso organismo.

---

9. GANONG, Willian E. *Fisiologia médica*. São Paulo: Atheneu, 1973, p. 406, § 1; p. 407, § 1.

1. Sistema digestório

1.7.3 Constipação

É um problema digestivo que pode ser de causa fisiológica ou patológica, podendo também ser provocada por uma dieta inadequada; pode estar associada indiretamente ao ferro. Se a vesícula não libera a bile em quantidade suficiente para emulsificar as gorduras não digeridas, elas podem combinar-se com o ferro ou com o cálcio formando sabões insolúveis. Estes compostos se agregam às fezes, causando constipação.

Os sinais mais comuns são: o excesso de força para evacuar, fezes duras e secas, incapacidade de defecar quando desejado, desconforto abdominal relacionado aos movimentos intestinais. A prevenção da constipação por meio dos alimentos é uma forma natural que também previne hemorroidas, veias varicosas e diverticulite, que são agravadas por essas disfunções.

Muitas causas de doenças gastrintestinais crônicas devem-se à falta de hábito de ingerir diariamente fibras e água suficientes para o bom funcionamento digestivo. Os alimentos funcionam como laxantes suaves, desde que sejam ricos em fibras como: grãos, vegetais folhosos, frutas e sementes; eles ajudam na absorção e retenção de água, produzindo fezes mais macias, que passam pelo cólon com rapidez, embora grande parte destes alimentos fibrosos não sejam absorvidos e sim eliminados.

As partículas brutas das fibras ativam mecanicamente os reflexos dos nervos na parede do cólon, provocando movimentos peristálticos. Devemos também ter cuidado com as fibras, pois muita fibra e pouco líquido pode acarretar uma obstrução intestinal, principalmente se a pessoa fizer uso de diuréticos, que roubam muito líquido do organismo. Caso a pessoa sinta muita dor abdominal persistente, com náuseas, vômitos e febre, suspenda imediatamente as fibras, ingerindo bastante água e deverá procurar um médico para avaliá-lo.

A alimentação melhor, ou seja, a mais correta, seria aquela que a pessoa procurasse mudar um pouco seus hábitos alimentares, consumindo uma parte de sua alimentação com produtos integrais ricos em fibras, como: arroz integral, pão integral, tri-

Manual de fisiopatologia e nutrição

go, cevadinha, milho verde, soja, feijões, ervilha, aveia, nozes, vagem, frutas secas, mamão, raízes como a batata, cenoura, beterraba, aipim, berinjela, verduras folhosas com bastante fibra, utilizando sempre até a parte próxima da raiz, onde é armazenada grande quantidade de sais minerais.todas são ótimas, nutritivas e necessárias para o bom funcionamento do cólon, pois possuem alto conteúdo de açúcar natural (frutose), que é um laxante suave, além de serem ricas em fibras e vitaminas.

1.7.4 Doença celíaca

É uma doença genética de entidade clínica bem definida, caracterizada por hipersensibilidade intestinal progressiva desencadeada pela ingestão do glúten. O glúten é dividido em duas proteínas: a gliadina, solúvel em álcool etílico, e a glutelina, solúvel em ácido ou base diluídos, que estão presentes nos cereais como o trigo, cevada, aveia, centeio, no malte e na cerveja, resultando por má absorção intestinal; por defeito genético, pela ausência de uma enzima necessária para o desdobramento adequado do glúten, interferindo físiopatologicamente na mucosa intestinal, causando hipertrofia nas vilosidades e problemas imunológicos.

"Descrita pela primeira vez em 1889 por Gee, em Londres, a doença celíaca permaneceu idiopática até 1950, quando os estudos de um grupo de pediatras holandeses, tendo à frente Dicke, puseram em evidência tratar-se da falta, na mucosa entérica, de uma enzima especial. Como corolário dessa carência enzimática, o glúten (proteína do trigo e do centeio) não se desdobra convenientemente e dá margem a produtos que atuam como tóxicos, determinando atrofia das vilosidades intestinais e, portanto, redução considerável da superfície de absorção do intestino. As lesões só se manifestam algum tempo após introdução de trigo ou centeio no regime alimentar e regride quando se afastam esses alimentos. Daí o nome de enteropatia induzida pelo glúten com que se designa preferentemente, hoje, a doença celíaca que é análoga, sob os aspectos etiopatogênico e anato-

1. Sistema digestório

mopatológico, ao espru não tropical do adulto. Das duas frações do glúten – glutelina e gliadina – esta última é a nociva e atua pelo aminoácido glutamina.

Tratamento – A terapêutica da doença celíaca é muito eficiente, com a condição de ser bem planejada e corretamente executada. Torna-se imprescindível que o médico, desde o início, ponha a pessoa encarregada de cuidar da criança ao par da natureza crônica da doença e da necessidade imperiosa de um tratamento rigoroso e prolongado para que seja real a cura e não se produzam recaídas. A dietética é da maior importância em todos os casos. O ponto fundamental é a exclusão do glúten (trigo, centeio, cevada). Nos casos leves e iniciais basta esta providência. Nos graves e avançados, com sintomatologia berrante, desnutrição nítida, reiteradas crises diarreicas e profunda atrofia das vilosidades intestinais, fazem-se necessárias, no início, outras restrições alimentares. Porque a tolerância alimentar está naturalmente muito deprimida e no começo é total, não só pelo declínio tremendo da superfície de absorção como pela carência transitória de enzimas, desdobradoras de dissacarídeos (muito particularmente a lactase), que então se observa em consequência da atrofia das células epiteliais da mucosa entérica, que operam a síntese dessas enzimas. Com o tratamento dietético adequado tudo se normaliza com maior ou menor rapidez"[10].

Nesta doença o maior tratamento é nutricional. É o controle, evitando-se todo o cereal e produtos que contêm malte como a cerveja, que devem ser abolidos de sua dieta. A dietoterapia é a mais importante no tratamento e, enquanto estiver na fase inicial da doença, poderá se resolver só com o controle da dieta.

Os cereais citados podem lesar a mucosa intestinal e de tal forma tornar-se tão intensa que pode atingir a absorção como um todo, comprometendo a absorção da maioria dos alimentos, mes-

---

10. PERNETTA, César. *Terapêutica pediátrica*. Rio de Janeiro/São Paulo: Atheneu, 1977, p. 222 e 224, § 1, 5-6.

Manual de fisiopatologia e nutrição

mo os que não contêm glúten, exemplo: gorduras e dissacarídios em particular lactose. Pode, em caso mais grave, prejudicar a absorção das vitaminas lipossolúveis, comprometendo toda a função nutricional.

Quando o pediatra conclui o diagnóstico da doença, nos primeiros meses de vida do bebê, é mais fácil o controle e as mães já não incluem estes cereais em sua alimentação. Quando a criança tiver condições de entender o problema, deve-se ensiná-la que estes alimentos nunca devem ser ingeridos.

A criança vai habituar-se, não lhe fará falta e, consequentemente, não haverá transtornos em sua absorção. Mas às vezes a pessoa já é adulta quando descobre o problema; aí vai depender do estado agravante da doença e, se nada de grave houver, o tratamento é só controle da alimentação.

Os substitutos utilizados com maior frequência e aceitabilidade em nosso meio são: pão ou bolo de milho, broa de polvilho, biscoitos de maisena, pão de aipim, massa, bolo ou mingau de farinha de arroz. Um aspecto importante a ser avaliado são os alimentos industrializados e com grande estímulo pela propaganda para o consumo infantil.

Seria mais simples evitá-los, pois nem sempre conhecemos sua composição e são "dispensáveis" do ponto de vista nutritivo, porém fazem parte de uma estrutura com a qual as crianças estão constantemente vivenciando. A melhor forma de amenizar a restrição é recomendar, "não proibir", marcas de produtos cuja composição foi informada pelas indústrias como "não contendo glúten".

Sintomas principais da doença celíaca: surtos periódicos de diarreia crônica, ventre distendido, vômito, anemia crônica, prisão de ventre, atrofia nas microvilosidades intestinais, depressão e baixa estatura.

1.7.5 Diarreia

A diarreia é uma doença dos intestinos, caracterizada por aumento do volume de fezes líquidas e frequente. Sintomas: às

1. Sistema digestório

vezes predominante de certas moléstias, algumas vezes com vômitos e cólicas abdominais e muita sede. As diarreias podem apresentar-se também isoladamente, um comportamento agudo ou crônico.

1.7.6 Diarreia aguda

É uma diarreia de início súbito que ocorre em indivíduo sadio, sendo na maioria das vezes de causa infecciosa, geralmente causada por vírus, bactérias e protozoários. Os sintomas mais frequentes são: febre, cefaleia, anorexia, vômitos, mal-estar e mialgias. A diarreia viral, no geral, dura um período de um a três dias e as alterações principais são situadas no intestino delgado.

A diarreia bacteriana se desenvolve em torno de 12 horas após uma refeição e, geralmente, se deve à ingestão de uma toxina pré-formada (ex.: exotoxina estafilocócica) transmitida por alimentos contaminados. Pode ocorrer por salmonelas e surge em três dias entre a ingestão do alimento com o agente patogênico e o início da diarreia. A patogenia é devida à invasão direta da mucosa pela bactéria e à elaboração de toxinas, causando intoxicação alimentar e infecções gastrintestinais.

1.7.7 diarreia crônica

É uma diarreia que pode persistir por semanas ou meses, constante ou intermitente. As causas podem ser várias: *stress*, doença celíaca, uso indeterminado de antiácidos sem orientação médica, pessoas sensíveis e/ou alérgicas a certos alimentos que, uma vez ingeridos, poderão causar diarreia, má digestão por má absorção dos carboidratos, como, por exemplo, a lactose quando ocorre um déficit da enzima lactase, que geralmente ocorre quando há lesão na mucosa intestinal.

1.7.8 Disenteria

É a inflamação de uma ou das três túnicas do (IG) intestino grosso, caracterizada por dejeções sanguinolentas, acompanha-

Manual de fisiopatologia e nutrição

das de tenesmo (puchos), causado por alimentos de má qualidade, alimentação tóxica ou inadequada à idade ou às condições da pessoa, águas contaminadas, abuso de purgativos especialmente dos diásticos, abuso de bebidas alcoólicas, ação do frio úmido etc.

1.7.9 Alimentação

Na diarreia aguda não se deve ingerir leite, queijos, nem caldos de carne vermelha, pois pode haver multiplicação de bactérias. É recomendável reduzir as gorduras, trigo, alimentos que contenham glúten e grãos com muita fibra. Podemos utilizar iogurte natural, pois sua cultura de bactérias produz ácido láctico no intestino, tornando-o mais ácido e inibindo o desenvolvimento de infecções.

Utilizar alimentos ricos em amido, como: batata-inglesa, lentilha, macarrão, arroz, canja de galinha, biscoitos salgados, torradas, sopa de cereais, caldo verde, suco de cenoura, suco de frutas, arandos secos 10 gramas aproximadamente, pois são ricos numa substância antioxidante que matam bactérias patogênicas como a *escherichia coli*, causadora de muitos casos de diarreias crônicas.

A maçã pode até curar a diarreia infantil, dando-se cinco porções ao dia em forma de purê; ralada, pode ser dada como um remédio por dois dias. O indivíduo com diarreia não deve parar com a alimentação, devendo ingerir muito líquido, porque desidrata rapidamente e perde muitos sais minerais. Deve evitar açúcar, cafeína, refrigerantes e alimentos dietéticos. A seguir vejamos os alimentos ótimos nestes casos.

Abóbora – Vegetal importante na alimentação por sua riqueza em globulina, minerais e vitaminas, como o betacaroteno, que ao chegar às células do intestino delgado transforma-se em vitamina A.

Acelga – Alimento ótimo contra prisão de ventre, enterite, enterocolite e colite ulcerativa.

1. Sistema digestório

Agrião – Combate todos os processos inflamatórios dos intestinos em geral.

Aipim – Seu polvilho possui alto valor medicinal em caso de diarreia, principalmente em crianças; além de servir de alimento, atua formando um muco protetor na mucosa intestinal.

Alcachofra – É desintoxicante e ótimo contra diarreias e inflamações em geral dos intestinos.

Alface – Previne a prisão de ventre, a inflamação do intestino delgado e alivia as dores intestinais. Pode-se fazer uso de chá, principalmente da parte próxima à raiz que possui elementos curativos.

Alho – Elimina as toxinas intestinais e ajuda na cura da inflamação do cólon.

Amendoim – Fortalece a mucosa intestinal, previne a prisão de ventre e ajuda na cura das inflamações dos intestinos. Só que em caso de diarreia deve-se restringi-lo.

Aspargo – Acelera o trabalho do intestino grosso (cólon), atua excitando o intestino delgado (ID) e previne as doenças intestinais em geral.

Aveia – Alimento medicinal nos casos de obstipação intestinal, suas fibras aceleram o trânsito do intestino. Suas substâncias mucilaginosas previnem e ajudam na cura da prisão de ventre crônica.

Aves – Combatem as irritações intestinais; por sua eficiente digestibilidade, é o alimento mais importante para qualquer caso de enfermidades intestinais, como infecções e diarreias, principalmente das crianças.

Batata-inglesa – É o principal alimento na dieta para qualquer enfermidade do intestino, atua beneficiando os movimentos e as secreções intestinais.

Berinjela e beterraba – Excelentes alimentos contra qualquer problema intestinal, atuando beneficamente contra a prisão de ventre.

77

Manual de fisiopatologia e nutrição

Brócolis – Laxante suave, defende o organismo contra as infecções em geral.

Cebola-roxa – Combate as diarreias provocadas por infecções intestinais.

Cenoura – Facilita a ação intestinal, excitando as terminações nervosas.

Cevada – Age desintoxicando o intestino delgado; a mucilagem que se forma durante o cozimento serve de emoliente nas doenças inflamatórias e na prisão de ventre crônica.

Couve – Ajuda no tratamento da colite ulcerativa, inflamação no duodeno, previne a prisão de ventre e seu suco alivia as dores intestinais.

Couve-flor – Laxante suave, ótimo na prevenção da prisão de ventre e nos casos de inflamações intestinais.

Dente-de-leão – Ajuda na cura de todas as enfermidades dos intestinos, inclusive na prisão de ventre crônica.

Germe de trigo – Fortalece o intestino, elimina as toxinas e cura a prisão de ventre crônica.

Iogurte – Devido a sua ótima digestibilidade, atua beneficamente sobre o intestino delgado, atuando nas enzimas digestivas e pancreáticas.

Nabo – Tanto a folha quanto a raiz regularizam as funções do intestino, purificando o sangue e curando as inflamações.

Pimentão – Excitante e curativo das hemorroidas, remove os resíduos do cólon e do intestino delgado, combate os gases, dores e cólicas do abdome, é desinfectante, destrói os germes patogênicos, sem prejudicar as colibactérias normais do intestino.

Quiabo – Vegetal mucilaginoso, rico em fibras, previne a prisão de ventre e todas as doenças inflamatórias do cólon.

Repolho – Combate a prisão de ventre crônica, ajuda na cura das hemorroidas, na colite e protege o duodeno contra inflamações.

1. Sistema digestório

Soja – Alimento altamente proteico, ajuda no tratamento das doenças infecciosas, atua nas alterações produzidas por irradiações e nas hipofunções das glândulas intestinais e de secreção internas.

Tomate – Atua na síndrome de má absorção intestinal, nas diarreias, nos vômitos prolongados onde há perda considerável de potássio.

Trigo – Tanto o grão quanto a farinha integral, pelo alto teor de celulose que possui, além dos sais minerais e vitaminas do complexo B, das camadas periféricas do grão, atua na parte metabólica do intestino auxiliando no bom funcionamento geral, previne a constipação, suprime pólipos evitando ou prevenindo câncer de cólon.

Vagem – Rica em fibras, deve constar no cardápio diário de forma continuada, nos casos de doenças crônicas do intestino, como nas inflamações e constipação.

FRUTAS

Abacate – Fruto altamente energético, antioxidante, laxante suave, elimina os gases intestinais, neutraliza as gorduras dos alimentos, ajuda na cura das enfermidades intestinais em geral.

Ameixa – Laxante suave, previne e ajuda na cura da prisão de ventre crônica, nos transtornos do metabolismo intestinal, graças à sua capacidade de absorção pelo seu alto conteúdo de fibras e de tanino que excita a mucosa do intestino.

Amora – Antidiarreico, ajuda na cura das enterites, infecções e inflamações principalmente do cólon.

Banana – Sem nenhum amido e excelente digestibilidade, antidiarreico, eficaz na disenteria e nos transtornos inflamatórios do cólon. Na doença celíaca é o único carboidrato tolerado pelo doente. A banana contém um fermento digestivo de alto valor biológico que encerra uma substância oleosa que suaviza as membranas mucosas irritadas do intestino.

Manual de fisiopatologia e nutrição

Caqui – Esta fruta pode curar a diarreia, tanto no adulto como na criança, ajuda na cura da colite, cura a indigestão e fermentação do intestino. Retira-se a casca e a semente, bate-se bem no liquidificador, se dá para o doente adulto de 50 a 300 gramas 4 vezes ao dia; para crianças se recomenda desde uma colher de chá até uma de sopa, dependendo da idade. A fruta deve estar bem madura, pois além de ser um remédio alternativo é um ótimo alimento.

Cereja – Eficaz contra a constipação, mas também é antidiarreico e atua contra atonia intestinal regulando todo o organismo.

Coco – Antidiarreico e eficaz nas inflamações intestinais e na diverticulose. Os aminoácidos do óleo de coco possibilitam melhor digestibilidade ao enfermo; são mais facilmente captados e absorvidos pela parede intestinal. Em caso de esteatorreia e doenças absortivas, que perdem lipídeos por via fecal, deve ser substituída com sucesso a gordura da dieta por óleo de coco. A polpa do coco verde é calmante e analgésico nas crises de hemorroidas, diverticulite, obstrução intestinal e na enterite regional com vômitos.

Goiaba – Tanto a fruta quanto o chá das folhas da goiabeira possuem ricas propriedades medicinais, adstringente e obstipante. Pelo seu alto teor de tanino, ajuda na cura da enterite, diarreia aguda ou crônica.

Laranja – O ácido cítrico da laranja previne e ajuda na cura das doenças intestinais, desintoxica, regula e aumenta a absorção do cálcio pelo intestino delgado.

Maçã – Sua parte gelatinosa absorve os produtos tóxicos do intestino; age desintoxicando as fermentações, ajudando na cura das diarreias infantis, catarros, disenterias agudas ou crônicas.

Mamão – Principalmente o mamão papaia, que é o melhor para combater as fermentações, eliminando as toxinas intestinais.

Manga – Por sua excelente fibra, atua no nível da mucosa intestinal, agindo na prevenção e na cura da prisão de ventre crônica.

1. Sistema digestório

Maracujá – Além de ser uma fruta laxativa, sua qualidade calmante é um ativador da serotonina, que atua diretamente no intestino delgado.

Marmelo – Recomenda-se o suco cozido em caso de diarreia aguda ou crônica, atônica ou serosa, principalmente em caso de febre. Pode-se comer a fruta cozida ou assada.

Melão – Seu suco atua aliviando as dores e ajudando na cura das hemorroidas, prisão de ventre, atonia e cólicas intestinais.

Morango – Excitante da mucosa intestinal, ajuda na cura da prisão de ventre.

Nêspera – Por seu alto conteúdo de tanino, tem ação benéfica em todos os problemas intestinais, principalmente nas diarreias agudas ou crônicas.

Pera – Fruta com características melhores que qualquer laxativo químico, pois sua fibra aumenta a flora intestinal, prevenindo e curando a prisão de ventre.

Tâmaras – Fortalece o intestino, é um laxante suave, alivia as dores e ajuda na cura das hemorroidas e demais problemas intestinais.

Tamarindo – Tonifica e fortalece a musculatura do intestino delgado, combate a disenteria, flatulência e inflamação do cólon. Com água e mel é um laxante suave e útil na constipação crônica.

Uva – Devido a seus fermentos, a uva equilibra a flora intestinal, protegendo-a contra as infecções bacterianas; atua na constipação e ajuda na cura das inflamações do baço.

2
SISTEMA URINÁRIO

Este sistema é composto de rins, vias excretoras, cálices renais, pelves renais, ureteres, bexiga e uretra. O rim é um órgão compacto envolvido externamente por uma cápsula de tecido conjuntivo. Apresenta duas regiões bem distintas: o córtex, situado mais perifericamente e a medula, de posição central, formando as pirâmides renais.

As vias urinárias são órgãos do tipo oco e os órgãos que constituem estas vias estão formados por três camadas de células: células mucosas, células musculares e células adventícias. Os rins e a bexiga são órgãos responsáveis pela eliminação das substâncias tóxicas do sangue.

Os rins produzem hormônios que interferem na pressão sanguínea sistêmica e no metabolismo do cálcio e do ferro; produzem também um fator eritropoiético que estimula a medula a produzir glóbulos vermelhos (eritrócitos).

O rim desempenha papel essencial na regulação e concentração da maior parte dos constituintes dos líquidos extracelulares; mantém a homeostase química de todo o fluido do organismo.

"O sistema urinário compreende os órgãos de secreção e eliminação da urina. É constituído por duas glândulas, os rins, e por vias excretoras: cálice renal, pelve renal e ureteres, que terminam no reservatório da urina, a bexiga, onde se inicia o segmento terminal, a uretra. Os rins em número de dois, direito e esquerdo,

Manual de fisiopatologia e nutrição

estão situados um de cada lado da coluna vertebral, o direito habitualmente mais baixo que o esquerdo, no nível das vértebras torácicas baixas e primeiras lombares, aplicados à parede posterior da cavidade abdominal, ventralmente ao músculo psoas, por traz do peritônio parietal; são, portanto, retroperitoniais"[11].

As principais funções dos rins são: filtrar o sangue, regular e conservar nutrientes, excretar os produtos terminais do catabolismo proteico pela urina, controlar os níveis de eletrólitos da maior parte das substâncias iônicas do líquido extracelular, inclusive íons, sódio, potássio e hidrogênio, reabsorvendo-os ou secretando-os para o filtrado, mantendo o volume corporal normal através da reabsorção de água, que é mais de 90% transportada por osmose.

Esta reabsorção pode variar sem afetar a excreção de solutos, o que torna a urina concentrada ou diluída, de acordo com a necessidade homeostática. O rim mantém homeostase do cálcio/fósforo ósseo e o equilíbrio é feito através da forma ativa da vitamina D, que é necessária para a manutenção do sistema.

O sistema nervoso central (SNC) controla o funcionamento normal dos rins. Quando ingerimos pouca água, há uma queda no volume corpóreo total, mas o cérebro produz o hormônio antidiurético e os rins absorvem grande quantidade de água deixando a urina superconcentrada, na maioria das vezes produzindo sérios problemas renais. A água representa a maior porção dos produtos de excreção e sua reabsorção se dá pelos túbulos distais e ductos coletores.

O aumento da osmolaridade no líquido extracelular estimula e controla a produção de um pequeno hormônio peptídio – a vasopressina (hormônio antidiurético – HAD), produzido pelas células do hipotálamo e armazenado na hipófise; ele estimula o centro da sede, aumenta a permeabilidade dos túbulos distais e

---

11. ERHART, Eros A. *Elementos de anatomia humana*. São Paulo: Atheneu, 1962, p. 274, § 1-2.

2. Sistema urinário

ductos coletores que reabsorvem mais água, quando diminui a osmolaridade inibe a produção deste hormônio.

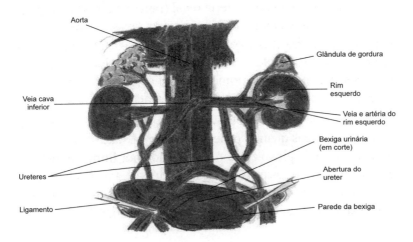

Aproximadamente 25% do sangue bombeado pelo coração vai para os rins e o restante vai para os outros órgãos, quando retorna ao coração mistura-se ao sangue filtrado pelos rins e volta a ser bombeado para todo o corpo controlado pelo SNC. A função renal não consiste apenas na eliminação dos detritos orgânicos, mas também os rins trabalham como filtros de substâncias estranhas.

Um volume urinário de aproximadamente 600ml, obrigatoriamente de fluido, é necessário para excretar-se a carga de sólido média diária. Cerca de 60% de carga de solutos são os produtos nitrogenados e os sais inorgânicos perfazem os outros 40% restantes. Dos produtos nitrogenados predomina a ureia. O ácido úrico, a creatinina e a amônia estão em pequenas quantidades. A quantidade de ureia presente depende da dieta.

Uma dieta com alto teor de proteínas ou uma ingestão proteica elevada de proteínas de baixo valor biológico (BVB), isto é, com grande quantidade de aminoácidos não essenciais, aumenta a excreção de ureia. Se estes produtos de excreção não forem eliminados normalmente, eles se acumulam em quantida-

Manual de fisiopatologia e nutrição

des anômalas no sangue. E um baixo consumo destas proteínas baixa o conteúdo urinário de ureia.

O rim é irrigado pela artéria renal (ramo da aorta) que se ramifica antes de penetrar no seio renal. As veias acompanham o trajeto das artérias e, por confluências sucessivas, vêm a constituir a veia renal tributária do sistema cava inferior. O rim também possui abundante suprimento linfático que drena, via ducto torácico e ducto linfático, direto na circulação venosa torácica.

Os nervos renais também caminham paralelamente com os vasos sanguíneos quando penetram no rim. Esta distribuição arterial provém do plexo celíaco, constituído por fibras simpáticas e parassimpáticas; estas últimas, integram o nervo vago. A neuromecânica do rim acompanha a neuromecânica vascular que é a principal responsável pelo funcionamento normal do rim.

2.1 Unidade funcional

A unidade funcional do rim é o néfron. Entre os dois rins existem cerca de um milhão ou mais de néfrons, que são divididos em duas partes com funções distintas. O corpúsculo renal (ou de Malpighi) que se localiza na região do córtex e apresenta-se formado por dois elementos principais que são os glomérulos e a cápsula de Bowman.

O glomérulo forma-se a partir de uma arteríola aferente que penetra na cápsula de Bowman através do poro vascular. Esta arteríola, ao penetrar no interior da cápsula, divide-se em inúmeros capilares que se dispõem, formando um novelo. Estes capilares reúnem-se, formando uma arteríola eferente que abandona a cápsula de Bowman através do poro vascular.

A cápsula está formada por duas paredes ou folhas, que são: a folha parietal situada mais externamente e a folha visceral situada internamente, em contato direto com os capilares do glomérulo. O espaço situado entre as duas folhas é chamado espaço capsular ou glomerular. A folha parietal está formada por células epiteliais de forma plana que apresenta núcleo fazendo saliência para o interior do espaço capsular.

2. Sistema urinário

A folha visceral está formada por células muito modificadas chamadas de podócitos. Estas células possuem as seguintes características: prolongamento ou fendas de filtração; no centro contêm capilares. As células que formam estas folhas estão colocadas sobre os capilares dos glomérulos. Separando os podócitos das células endoteliais do capilar, existe uma fenda de filtração com função de filtrar as substâncias nocivas que serão eliminadas pelos rins.

A função principal do néfron é de depurar o plasma sanguíneo, excretar os produtos do metabolismo, retirando as substâncias indesejáveis durante sua passagem pelos rins e reabsorvendo no sangue aqueles constituintes que são necessários ao corpo.

Ao final, os produtos entram em grandes canais e finalmente chegam à pelve renal prontos para serem levados à bexiga para acumulação e, após, serem eliminados na forma de urina. Em indivíduos sadios formam-se aproximadamente 180 litros de filtrado glomerular a cada 24 horas, enquanto um a dois litros de urina de concentração normal são excretados por dia.

Além da água, o filtrado contém glicose, aminoácidos, eletrólitos como o sódio, magnésio, cloreto, fosfato e sulfato, assim como produtos finais nitrogenados do catabolismo proteico como a ureia, o ácido úrico e a creatinina. A creatinina é o único elemento que não é reabsorvido e o potássio é o único que tanto é reabsorvido do filtrado, quanto secretado do mesmo nos túbulos renais. A ureia é formada no fígado e eliminada no rim.

O rim não tem nada a ver com o pH do sangue, numa lesão renal da acidose metabólica. Ele produz bicarbonato (HCO_3), coloca no sangue, tampona o H+ e manda pelo pulmão, coloca o HCO_3 no plasma, economiza sódio e desintoxica a amônia. Para o HCO_3 tamponar o H+ do metabolismo o rim precisa estar funcionando normalmente.

Aqui vai um conselho: beba bastante água pura e fresca, de um a dois litros ao dia, pois é uma maneira saudável de ajudar os rins a funcionar bem. Podemos passar muitas horas, até dias,

Manual de fisiopatologia e nutrição

sem ingerir alimentos e sobreviveremos com certeza, mas sem água não.

Quando a água pura não é renovada em nosso organismo logo ele sente através dos rins e começam os problemas de doenças, que simplesmente estão em nossas mão evitarmos. Daí a necessidade de abastecer o corpo com água e sucos de frutas naturais.

A doença renal pode ser aguda ou crônica; pode resultar de doenças inflamatórias ou degenerativas, anomalias congênitas como rim policístico e diabetes insípida nefrogênica. As doenças mais comuns, devido a processos infecciosos, são: pielonefrite, glomerulonefrite, nefroesclerose arteriolar e nefropatia diabética.

2.2 Nefrite

É uma inflamação crônica dos rins e uma lesão degenerativa ou proliferativa difusa e progressiva, que afeta em proporções variáveis o parênquima renal, o tecido intersticial e o sistema vascular renal. É caraterizado por sangue e proteína na urina. Os rins não conseguem eliminar as excreções normalmente, retendo sal e líquidos, causando edema e hipertensão arterial com grande fadiga.

2.3 Pielonefrite

É um processo mórbido devido aos efeitos imediatos e tardios de infecções bacterianas ou de outra natureza, do bacinete e do parênquima renal, podendo ser aguda ou crônica. Há uma destruição ou perda total dos néfrons, devido à inflamação, resultado de infecções recidivas dos rins, podendo haver perda do tecido funcional com dificuldade de concentração.

Quando mais de três quartos dos néfrons são perdidos, o indivíduo começa a sentir dificuldade de excreção dos produtos finais do metabolismo e passa a acumular quantidade excessi-

2. Sistema urinário

va de ureia e demais substâncias nos líquidos orgânicos, causando-lhe grave estado de intoxicação, e a corrente sanguínea fica saturada de toxinas devido à disfunção renal.

2.4 Síndrome nefrótica

Nesta síndrome, os rins geralmente funcionam adequadamente para a excreção da ureia. Contudo, existe uma perda constante de proteína sérica na urina (proteinúria maciça) e hipoalbuminemia (baixa albumina no sangue), causando edema generalizado devido à perda da pressão osmótica no sangue. A seguir há um comprometimento difuso dos glomérulos, podendo ocorrer a glomerulonefrite. Neste caso, desde que os rins possam excretar satisfatoriamente os produtos residuais de nitrogênio, deve ser administrada uma dieta com alto teor proteico, a fim de compensar a constante perda de proteínas plasmáticas.

O cuidado nutricional visa o trabalho que os néfrons deixam de fazer, prevenindo assim as deficiências, mantendo um bom estado nutricional através da ingesta adequada de proteínas, calorias, vitaminas e minerais (principalmente em crianças que estão em crescimento), controlando a proteína, porém mantendo um balanço nitrogenado positivo, minimizando a uremia, controlando o equilíbrio sódio/potássio (Na/K) líquidos, equilíbrio eletrolítico e edema que difere de indivíduo para indivíduo, e também de seu problema renal.

Cada caso é um caso e só o médico poderá avaliar. O sódio deve ser sempre restrito, impedindo assim sua retenção no organismo que, em consequência, causa edema generalizado. A hiperpotassemia deve ser evitada para prevenir eventuais arritmias e parada cardíaca. O controle de alimentos ricos em cálcio, fósforo, magnésio e vitamina D previne ou retarda o desenvolvimento da ostiodistrofia renal.

O nutricionista tem um papel muito importante, principalmente na terapia do paciente que faz diálise, que tem de preve-

Manual de fisiopatologia e nutrição

nir complicações através de um ótimo cuidado nutricional, prescrevendo uma dieta saborosa combinando, se possível, os hábitos nutricionais do paciente, satisfazendo as suas necessidades sem prejudicar suas preferências, com alimentos que sejam capazes de minimizar os sintomas de uremia, ainda antes de iniciar o tratamento de diálise, uma vez que este paciente é um provável candidato a transplante renal.

2.5 Glomerulonefrite

É uma inflamação dos glomérulos que abrange um grupo de doenças renais. Seu mecanismo patológico básico é a destruição progressiva dos glomérulos através do processo imunológico anormal; é uma doença inflamatória produzida pelas toxinas de determinadas bactérias estreptocócicas. Quase todos os episódios agudos ocorrem aproximadamente duas semanas após a infecção grave da garganta causada por estreptococos.

Existe considerável evidência que estreptococos hemolítico do grupo A sejam seu principal agente etiológico, embora existam outras infecções que podem evoluir para o problema, inclusive a sífilis, distúrbios como a toxidade de drogas que causam a destruição progressiva dos rins, começando pelos glomérulos, nos quais a lesão primária é a mais importante.

Trata-se de um processo inflamatório difuso e não supurativo exteriorizando-se clinicamente por proteinúria, hematúria, edema, hipertensão e retenção de nitrogênio, podendo, no entanto, em muitos casos agudos, a inflamação regredir dentro de duas a três semanas, mas, mesmo assim, a doença destrói ou lesa de forma permanente muitos néfrons.

Pode também entrar em estado latente renal de vários anos durante o qual o indivíduo sente-se bem e, gradualmente, evoluir para uma doença crônica, assim como pode ter um curso de poucos anos, causando, eventualmente, edema, coma e finalmente a morte.

2. Sistema urinário

2.6 Glomerulonefrite aguda

É caracterizada pela inflamação das alças capilares nos glomérulos, com graus variados de hematúria, edema, hipertensão e retenção nitrogenada (azotenia). Uma quantidade de urina menor é excretada e altamente concentrada pelos glóbulos vermelhos. Surge, então, anorexia, letargia, vômitos e náuseas, podendo ocorrer edema dos tecidos moles. A doença é mais frequente em crianças e adultos jovens; geralmente são sequelas de uma reação inflamatória ou infecção no organismo, como no trato respiratório superior, principalmente por estreptococos.

A alimentação visa um bom estado nutricional, enquanto se aguarda que o próprio tempo encarregue-se de tratá-la. Deve-se restringir a ingesta de proteína ou potássio, mesmo que desenvolva uremia ou hipercalemia. O sódio deve ser controlado, podendo-se usar sem exagero, porém, caso haja evidência de congestão ou edema, deve ser, nestes casos, suspenso.

2.7 Glomerulonefrite crônica

É um processo inflamatório crônico renal. Caracteriza-se clinicamente por sua duração prolongada, com eventual hipertensão, insuficiência cardíaca e insuficiência renal. Pode surgir após uma crise de glomerulonefrite aguda, principalmente quando ocorre infecções repetidas, causando fibrose gradual dos glomérulos e degeneração dos túbulos, acompanhada por insuficiência renal progressiva.

A pessoa excreta menor quantidade de urina (oligúria) altamente concentrada, pode surgir também glóbulos vermelhos na urina (hematúria). Assim, como na fase aguda, pode surgir vômito, anorexia, letargia e geralmente náuseas. Pode ocorrer em crianças e adolescentes.

2.8 Insuficiência renal aguda (IRA)

É caracterizada por uma redução súbita do ritmo de filtrado glomerular; é uma alteração da capacidade do rim excretar os

Manual de fisiopatologia e nutrição

produtos do metabolismo e de preservar o meio interno associado com oligúria. Sua duração pode ser de dias a várias semanas, podendo se desenvolver em rins normais por várias causas. Pode progredir de modo silencioso até que se desenvolva uma insuficiência crônica e finalmente surja a uremia. Um nível muito elevado de proteína animal (carnes) aumenta a produção de ureia, provocando uma sobrecarga funcional sobre os rins. Paciente com insuficiência renal deve restringir a carne vermelha. As calorias devem ser bem distribuídas entre hidrato de carbono complexo, gorduras insaturadas e proteínas de alto valor biológico, de preferência peixe fresco, soja, cereais integrais, ovos, leite, frutas frescas, vegetais folhosos, cenoura e demais alimentos com alto teor de vitamina C e betacaroteno. Proibidos: enlatados, conservas, defumados, queijos, crustáceos, embutidos, preparações prontas que contenham conservantes e excesso de sódio.

2.9 Insuficiência renal crônica

Caracteriza-se pela perda progressiva da função renal com necrose ou fibrose dos néfrons. Uma pessoa pode perder até 85% de sua função renal antes que apresente sintomas de uremia e de insuficiência renal. Geralmente, quando o indivíduo procura o médico e este faz o diagnóstico o problema já se instalou há muito tempo.

Após ser lesado o rim, começa a insuficiência renal crônica, com problemas de incapacidade de excretar os produtos do metabolismo, de reabsorver nutrientes, de manter o balanço hidroeletrolítico e produzir hormônios. À medida que a insuficiência avança, mais néfrons morrem e o rim já não consegue manter em equilíbrio suas funções e aí surgem os problemas mais graves, pois na maioria das vezes quando o indivíduo procura o recurso já é tarde demais.

2. Sistema urinário

2.10 Síndrome urêmica

Esta síndrome se instala quando o rim perdeu sua função, tanto na insuficiência renal aguda quanto na crônica, quando geralmente ele já perdeu 90% de sua função normal. Os níveis de ureia nitrogenada, creatina, ácido úrico, potássio, ácidos orgânicos e outros finais do metabolismo proteico são extremamente elevados, enquanto o cálcio encontra-se muito abaixo do normal. Os sintomas em geral: o paciente apresenta náuseas, vômitos e anemia, e, nos casos mais graves, insuficiência cardíaca congestiva, cefaleia, convulsões e coma. Para aliviar os sintomas de uremia, a dieta deve ser baixa em proteína, potássio e sódio.

2.11 Cálculos renais

São acúmulos de depósitos de cristais duros, que normalmente são compostos de sais de cálcio como: oxalato de cálcio, ácido úrico e fosfatos. Podem crescer e obstruir o fluxo da urina que passa pelos rins. Os cálculos podem ser encontrados em qualquer região do trato urinário como: nos rins, ureteres, uretra e bexiga.

Em geral, se originam nos rins, onde sais urinários supersaturados precipitam-se ao redor de pequenos núcleos que formam cristais, servindo de base para a formação dos cálculos; também dependem de muitos fatores, inclusive hereditariedade, anormalidades metabólicas, certos medicamentos e dieta com alimentos ricos em oxalato de cálcio para pessoas predispostas; pode ser aumentada nas infecções e na hiperexcreção de cálcio, fósforo, oxalato, ácido úrico e cistina.

O caso de excreção destes elementos não quer dizer que todo o indivíduo vai ter cálculos renais, mas devemos ter atenção na dieta em casos de sintomas. A dieta não deve ser isenta de proteína animal e nem com baixo teor de fosfato. Deve sim ser controlada de acordo com o problema do indivíduo, pois a deficiência de proteínas também pode causar cálculo na bexi-

Manual de fisiopatologia e nutrição

ga. Indivíduo predisposto à deficiência da vitamina B6 pode produzir cálculos de oxalato.

O melhor sempre será a profilaxia, ingerindo de dois a três litros de água por dia, mesmo aqueles que já possuem no início, pois a água retarda o crescimento de cálculos e os elimina. Determinados fitoterápicos dissolvem os cálculos e a urina fica diluída com o líquido ingerido, não dando chance de precipitação e formação de cálculos.

Não precisa retirar da dieta os alimentos ricos em cálcio, pois a redução severa deste mineral pode provocar um efeito indesejável, como aumentar o oxalato na urina e promover a recorrência de cálculos renais. Além disso, a ingestão de cálcio não aumenta tanto os níveis de cálcio na urina quanto a ingesta de proteínas.

2.12 Alimentação

Abóbora – Exerce uma ação diurética natural aumentando a diurese, tornando a urina alcalina, diminuindo os edemas, eliminando as inflamações graves, agudas ou crônicas, dos rins, da bexiga e da uretra.

Acelga – É um alimento ótimo na disuria, anuria, cistite, nefrite e cólicas renais.

Agrião – Excelente em todas as enfermidades renais, limpa as areias e elimina os cálculos de todo o sistema urinário.

Aipo ou salsão – Excelente remédio contra a anuria, nefrite, hidropisia, diástese de ácido úrico, com tendência à formação de cálculos.

Alcachofra – É diurética, considerada como remédio contra nefrite e insuficiência renal; filtra e elimina as toxinas renais. É recomendável comer bastante e tomar o caldo preparado com alho, cebola-roxa e suco de limão diariamente, nos casos de insuficiência renal ou doenças nefróticas.

Alface – Excelente diurético nas infecções renais e de todas as vias urinárias.

2. Sistema urinário

Alho – Poderoso eliminador de cálculos e ácido úrico dos rins e da bexiga.

Arroz – A canja de arroz é o melhor alimento que ajuda na cura dos pacientes nefróticos com edemas e na insuficiência renal aguda ou crônica.

Aspargo – É diurético e exerce grande atividade celular nos rins; atuando na parte funcional das glândulas suprarrenais, protegendo-as das infecções.

Batata-inglesa – Excelente alimento na nefrite, cistite, uretrite e retenção urinária; não só elimina os cálculos dos rins e da bexiga, como faz a prevenção dos mesmos.

Berinjela – Seu suco é diurético e deve ser utilizado nas inflamações dos rins, principalmente da pelve renal, da bexiga e da uretra. Acalma as cólicas renais.

Beterraba – Pela alta quota de manganês que possui, fortalece as glândulas de secreção internas suprarrenais, eliminando também cálculos dos rins e da bexiga.

Cebola-roxa – É alcalinizante; ajuda na cura das infecções do trato urinário e dissolve os cálculos renais, eliminando-os através da urina.

Cenoura – É diurética e poderosa no combate às cólicas renais; neste caso, ingerir o suco e em salada crua.

Centeio – Devido ao seu elevado teor de potássio, é um alimento muito importante no tratamento de pacientes renais. Tanto se pode ingerir o pão de centeio como a canjiquinha.

Chicória ou escarola – É diurética, ativa as funções renais, desintoxica os rins, eliminando as inflamações.

Ervilha-verde – Alimento que deve fazer parte da dieta de paciente com insuficiência renal. Em se tratando de ervilha seca, deve-se desprezar a água do cozimento, porque é muito rica em sódio e potássio e esta relação Na/K tem que ser equilibrada nestes pacientes.

Nabo – É alcalinizante e excelente diurético; dissolve os cálculos dos rins e da bexiga.

Manual de fisiopatologia e nutrição

Pepino – É um diurético natural; ajuda na cura das nefropatias, através do aumento da taxa de potássio, dissolvendo e eliminando os cálculos renais.

Rabanete – Tanto a raiz quanto as folhas são excelentes diuréticos e dissolventes dos cálculos renais e da bexiga.

Tomate – Estimulante das funções renais através dos mecanismos de trocas de Na/K.

FRUTAS

Abricó – Auxilia na cura de problemas renais, tem ação dissolvente e eliminativa dos cálculos e é uma fruta profilática em todas as doenças renais.

Ameixa – Fruta ótima contra inflamação das vias urinárias, principalmente na nefrite e na pielonefrite.

Amêndoa – Fruta ótima nas inflamações renais, previne os cálculos.

Amendoim – Fortalece os rins e elimina a areia e os cálculos renais.

Amora – Tanto a fruta quanto o suco fresco são diuréticos, atuam como remédio em todas as infecções das vias urinárias em geral.

Banana – É recomendada em todas as doenças renais, principalmente na nefrite e na hidropisia com edema.

Cereja – Ajuda na cura da nefrite e cistite e elimina com facilidade os cálculos renais.

Figo – A fruta fresca *in natura* é poderosa na eliminação de cálculos renais.

Figo-da-índia – Sua fruta é recomendada nos casos de cistite, uretrite e qualquer inflamação dos rins e da bexiga.

Goiaba – Fruta excelente na incontinência urinária.

Laranja – Seu suco ao natural, que deve ser preparado na hora de ingeri-lo, puro sem açúcar ou adoçante, é um poderoso diuré-

2. Sistema urinário

tico natural, antinefrítico e anti-inflamatório. Tomar um copo, em jejum, podendo repeti-lo mais vezes fora das refeições.

Lima – Seu suco é preventivo de vários problemas renais; é um diurético que ajuda a eliminar as toxinas da urina.

Limão – Atua dissolvendo cálculos em qualquer órgão urinário; tomar gotas em água.

Maçã – Atua sobre os rins, eliminando os líquidos nos edemas; pacientes com doenças renais devem fazer uso diário de, no mínimo, uma a duas maçãs.

Mamão – É considerado um poderoso remédio para os rins; previne a cistite hemorrágica e qualquer hemorragia renal.

Maracujá – Seu suco é um excelente diurético e calmante; ajuda na cura das doenças dos rins e da bexiga.

Melancia – É o principal diurético natural de todas as frutas; possui alta taxa de vitaminas e minerais e atua como remédio contra enfermidades em geral dos rins e da bexiga. Sempre observar que deve ser ingerida individualmente e nunca com as refeições.

Melão – É mais que um alimento nos casos de cistite, uretrite, nefrite, litíase e demais afecções renais. Deve ser ingerido individualmente, pois não combina com outras frutas, tornando-se indigesto.

Pêssego – Fruta ótima contra inflamações agudas ou crônicas dos rins e de todo o aparelho urinário em geral.

Pera – Ingere-se como remédio nas pielonefrites, litíase renal e inflamação da bexiga e da uretra.

Tangerina – Previne a formação de cálculos nos rins e na bexiga.

Toranja – Diurético natural, preventivo de cálculos renais.

Sapoti – É uma fruta diurética, elimina e previne a formação de cálculos renais.

3
SISTEMA CARDIOVASCULAR

O sistema cardiovascular é formado por um órgão central, o coração, situado no tórax, mais precisamente entre os dois pulmões, e uma rede de artérias e veias que se dividem e subdividem para chegar a todos os órgãos através dos vasos sanguíneos.

O coração é o centro da vida, seu músculo (miocárdio) é uma víscera oca resistente, de paredes elásticas divididas em quatro cavidades: duas aurículas e dois ventrículos, desenvolvendo como função principal o trabalho de bomba. O músculo comprime os vasos sanguíneos e durante sua contração ele impulsiona o sangue através da aorta para todo o corpo.

As aurículas funcionam mais como vestíbulos ventriculares, mas também bombeiam de modo fraco a fim de ajudar na movimentação do sangue, que passa para os ventrículos através deles. Os ventrículos fornecem a força principal, que impulsiona o sangue através dos pulmões e do sistema circulatório periférico. O músculo cardíaco é irrigado pelas coronárias; em caso de bloqueio destas, a irrigação sanguínea torna-se insuficiente; atingindo seriamente o coração.

"Ação bombeadora do coração e sua regulação: o coração é formado, na realidade, por duas bombas distintas. O coração direito que bombeia o sangue para os pulmões e o coração esquerdo, que bombeia o sangue para todas as outras partes do corpo. Cada um desses dois corações é formado por duas câmaras separadas: a) o átrio e b) o ventrículo. Os átrios funcionam como bombas que forçam a passagem do sangue adicional para os ven-

Manual de fisiopatologia e nutrição

trículos, antes que ocorra a contração ventricular. Então, os ventrículos contraem-se com grande força após fração de segundo, bombeando o sangue para os pulmões ou para a circulação sistêmica. Portanto, os ventrículos são chamados de bombas de força (ou potência)"[12].

O coração é revestido em seu interior por uma membrana serosa, o endocárdio, e externamente é revestido por outra semelhante, o pericárdio. As artérias que irrigam sangue ao músculo cardíaco chamam-se coronárias direita e esquerda. Quando são bloqueadas ou reduzidas por gorduras ou trombos, elas não conseguem transportar o sangue suficiente para o coração, acarretando muitas vezes lesões, comprometendo temporária ou permanentemente o bom funcionamento do órgão, causando muitas vezes até um infarto do miocárdio.

O coração possui a válvula mitral, situada entre a aurícula esquerda e o ventrículo esquerdo, e a válvula tricúspide, situada entre a aurícula direita e o ventrículo direito. A válvula tricúspide impede o refluxo do sangue do ventrículo direito para a aurícula direita, e a válvula mitral impede o refluxo do sangue do ventrículo esquerdo para a aurícula esquerda, enquanto o sangue flui ao longo de um circuito contínuo que é o sistema circulatório.

O sangue, ao atingir a aurícula direita, transportado pelas veias e forçado pela contração atrial, passa pela válvula tricúspide, enchendo o ventrículo direito. O ventrículo direito bombeia o sangue através da veia pulmonar para a artéria pulmonar e daí para os pulmões e, finalmente, pelas veias pulmonares para a aurícula esquerda. A contração da aurícula esquerda força o sangue a passar pela válvula mitral para o ventrículo esquerdo, de onde, pela válvula aórtica, atinge a aorta e, por essa artéria, toda a circulação sistêmica.

O coração é composto de três tipos principais de músculos cardíacos: músculo atrial, músculo ventricular e fibras muscu-

---

12. GUYTON, Arthur C. *Fisiologia humana*. Rio de Janeiro: Guanabara, 1988, p. 207, cap. 16, § 1.

3. Sistema cardiovascular

lares especializadas, exitatórias e condutoras. Os músculos atrial e ventricular contraem-se de maneira semelhante à das fibras musculares esqueléticas. Já as especializadas excitatórias e condutoras contraem-se muito debilmente, pois contêm poucas miofibrilas contráteis. Em compensação, fornecem ao coração um sistema excitatório e um sistema de transmissão para a condução rápida de estímulo através do músculo cardíaco.

3.1. Cardiopatias

A cardiopatia pode ser primária ou secundária. A principal causa dentre as primárias são as anomalias congênitas, muitas das quais passíveis de correção, como, por exemplo, cirúrgica. As secundárias são derivadas de infecções como: febre reumática, estreptocócica e sífilis.

Temos as patologias do sistema vascular consideradas as mais graves que podem ser agudas ou tornar-se crônicas, como: o infarto do miocárdio, miocardiopatia isquêmica e insuficiência cardíaca, resultante de hipertensão severa, ateromas ou arte-

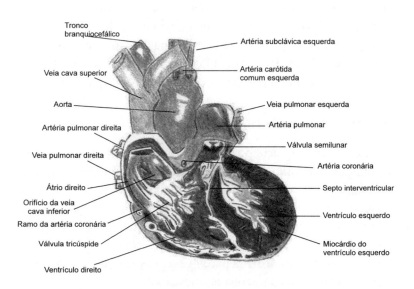

Manual de fisiopatologia e nutrição

riosclerose. A gravidade da doença vascular depende do grau e da extensão do comprometimento do sistema.

O início do quadro pode ser sem história pregressa, como no caso do infarto agudo do miocárdio em que o coração não é capaz de manter um suprimento sanguíneo adequado para os tecidos e pouco se pode fazer neste caso, pois ocorre quando o coração para repentinamente o bombeamento, tornando-se difícil a recuperação, o que, na maioria dos casos, resulta em óbito. Mas ela pode tornar-se crônica de longa duração, com perda progressiva da função cardíaca, embora não aconteça morte imediata; devido ao baixo fluxo sanguíneo, pode afetar outros órgãos, como: o cérebro, fígado e rins.

O coração, como todos os outros músculos do corpo, necessita de quantidade normal de sangue para nutrir-se, mas este fluxo não passa diretamente das câmaras cardíacas para o músculo, pelo contrário, o suprimento vascular do coração é feito através de duas pequenas artérias chamadas de coronárias direita e esquerda e têm origem na aorta.

Vem diretamente acima da válvula aórtica, passando pela superfície externa do coração e, em seguida, para artérias de calibre menor e dali para capilares no interior do músculo cardíaco, atingindo o átrio direito, por meio de um grande vaso venoso: o seio coronariano. Quando ocorre oclusão coronária aguda, o músculo situado para além do ponto da oclusão torna-se isquêmico.

3.2 Miocardiopatia isquêmica

A isquemia ocorre por oclusão coronariana aguda. O fluxo de sangue é insuficiente para nutrir adequadamente o músculo cardíaco. Se o músculo ficar completamente isquêmico, sem função, a pessoa pode morrer dentro de minutos. No entanto, se a área do músculo cardíaco afetada for pequena e se não atingir a parede do ventrículo esquerdo, o ataque cardíaco pode apenas causar debilidade cardíaca parcial e a pessoa pode recuperar-se dentro de algumas semanas ou meses.

3. Sistema cardiovascular

Dependendo da dilatação dos vasos coronários restantes, pode até desenvolver novos vasos de pequeno calibre na área lesada do músculo, como pode acontecer uma recuperação algumas vezes completa, em outras apenas parcial, dependendo de tratamento médico e cuidados para o resto da vida.

As válvulas cardíacas podem ser envolvidas por duas condições: compensada ou descompensada. Na primeira, geralmente o problema é pequeno e o coração é capaz de manter a circulação quase normal por seu próprio esforço, por hipertrofia ou por aceleração do pulso. Na descompensada, o coração, pelo contrário, não é capaz de superar o problema e manter uma circulação normal, suprindo os tecidos de oxigênio e nutrientes, retirando também os produtos finais do metabolismo.

Compensada: nesta condição não há necessidade de alteração dietética, mas se deve evitar a obesidade, uma vez que o indivíduo com peso normal facilita a recuperação do estado funcional do sistema vascular, melhora sua eficiência diminuindo o trabalho do coração. Entretanto, pode-se fazer uma pequena restrição de sódio, mantendo o equilíbrio hídrico, prevenindo edema dos membros inferiores.

3.3 Insuficiência cardíaca

É a condição na qual o coração perde a capacidade de bombear a quantidade de sangue suficiente para suprir as necessidades metabólicas do momento. A insuficiência cardíaca esquerda apresenta déficit no esvaziamento do ventrículo esquerdo, logo ocorre o aumento do volume diastólico com consequente aumento da pressão diastólica final. Esta elevação de pressão repercute sobre a aurícula esquerda, veias e capilares pulmonares.

A dispneia noturna é um sintoma da insuficiência cardíaca esquerda, ocorre quando o paciente está dormindo obrigando-o a sentar-se para melhorar o quadro; a origem do aparecimento noturno pode estar ligado ao predomínio vagal durante o sono e à reabsorção de edema.

Manual de fisiopatologia e nutrição

Para estes pacientes deve ser planejada uma dieta para aliviar a sobrecarga e prevenir outros danos ao coração, com um pouco mais de proteínas, pouca gordura e hidrato de carbono complexos. Quando há má circulação para os tecidos o paciente pode ficar subnutrido, perdendo muito peso por falta de nutrientes; pode haver necessidade de complementação de vitaminas e minerais.

3.4 *Angina pectoris*

Caracteriza-se por dor toráxica retroesternal ou epigástrica de curta duração, máximo dez minutos. Logo se pensa em infarto do miocárdio, a dor irradia-se para o ombro e braço esquerdo, o que cessa com uso de medicamento vasodilatador.

Geralmente, o eletrocardiograma dá resultado normal. Mas isto é um aviso de que as artérias estão ficando muito estreitas ou parcialmente obstruídas, dificultando o fluxo de sangue e oxigênio para o músculo cardíaco, podendo resultar de espasmo coronariano, ou também estar associado a baixos níveis dos antioxidantes como as vitaminas E, C e betacaroteno.

3.5 Endocardite

É a inflamação da membrana serosa que reveste o interior do músculo cardíaco. Pode ser aguda ou crônica. A endocardite aguda sobrevém no curso de outras moléstias, como reumatismo articular agudo, varíola, escarlatina, difteria, febre tifoide e amigdalite. Quando no curso de semelhantes moléstias, o doente se apresenta com febre alta, falta de ar, palpitações, angústia e opressão na região do coração e quando o pulso se torna irregular e fraco é sinal de que a endocardite aguda se instalou.

3.6 Endocardite crônica

Pode ser causada secundariamente a alguma doença como: febre reumática que ataca as articulações e as válvulas do coração, com sequelas de estreitamento e insuficiência tão grande

3. Sistema cardiovascular

que dificultam a circulação normal do sangue, comprometendo seriamente a integridade cardíaca.

3.7 Miocardite

Caracteriza-se por inflamação do músculo do coração (miocárdio) e pode ser causada por uma doença infecciosa grave com febre, dores no peito, com falta de ar e batimento descompensado do coração. Na fase aguda o tratamento deve ser rigoroso contra a infecção, repouso no leito, dieta muito bem planejada pelo nutricionista para auxiliar o tratamento médico. Dificilmente esta doença se cronifica, mas caso venha acontecer o cuidado deve ser contínuo em caso de crises.

3.8 Coronariopatia

As artérias coronárias são as que irrigam sangue para nutrir o coração. A saúde do coração depende delas, assim como de todo o organismo se estas artérias estão saudáveis sem obstrução, mas pode acontecer a pessoas predispostas a ter coágulos com frequência, e manifestar-se com uma dor anginosa, podendo chegar até um infarto do miocárdio.

"Todos os órgãos e tecidos necessitam de uma irrigação sanguínea adequada às suas funções de nutrição. Com o decorrer dos anos ocorrem mudanças degenerativas nos diversos órgãos, as quais são atribuídas, em geral, a uma menor irrigação e as modificações celulares provocadas pelo envelhecimento. Com relação às alterações do sistema arterial, estas podem dividir-se em três tipos de doenças degenerativas, que se diferenciam pela estrutura anatomopatológica.

As doenças do coração, principalmente aquelas denominadas de maneira geral doenças cardíacas degenerativas, figuram entre as primeiras causas de morte, tendo-se verificado um aumento considerável nos últimos anos. Em muitos países, as doenças coronárias praticamente duplicaram nos últimos decênios.

Arteriosclerose – Com o nome de arteriosclerose designa-se o conjunto de alterações do sistema arterial desenvolvidas como

Manual de fisiopatologia e nutrição

um processo compensatório e que leva à perda da elasticidade arterial, juntamente com modificações da estrutura da túnica média e íntima (hialinização e fibrose difusa), resultando em dilatações, deformidades e obstrução da luz arterial. Estas lesões ocorrem mais frequentemente nas artérias de grande e médio calibre, principalmente as coronárias. A arteriosclerose é considerada como resultado de um processo de caráter evolutivo e próprio da velhice (embora velhice e arteriosclerose não sejam sinônimos), e em sua primeira etapa de hialinização, a de simples endurecimento das artérias, pode evoluir de maneira assintomática.

Esclerose de Monckeberg – Trata-se de uma variedade de arteriosclerose que se desenvolve principalmente nas artérias periféricas e superficiais. Caracteriza-se pela produção de necrose e calcificação da camada média ou muscular, lesões que podem existir sem produzir alteração da circulação, visto que não provocam nenhuma obstrução nem a formação de aneurismas. Não existe relação com a dieta e não há nenhum tratamento específico para esta doença.

Aterosclerose – Uma segunda modalidade evolutiva da arteriosclerose distingue-se pelo depósito de gorduras na espessura da parede vascular e é designada pelo termo aterosclerose. Pode ocorrer em idades distintas, estar limitada a um órgão, a um trajeto arterial curto (troncos arteriais grossos ou medianos) ou estender-se de forma difusa. A Organização Mundial de Saúde define a aterosclerose como uma combinação variada de mudanças na camada íntima das artérias, que consiste no acúmulo local de lipídios, hidratos de carbono complexos, elementos sanguíneos, tecido fibroso e depósito de cálcio, associados com sintomatologia clínica. Ao depósito de gordura na parte mais interna da íntima segue-se uma reação fibrosa da parede arterial, que pode levar até à oclusão da luz vascular"[13].

---

13. SOLÁ, Jaime E. *Manual de dietoterapia do adulto*. Rio de Janeiro/São Paulo: Atheneu, 1988, p. 287, § 1-5.

3. Sistema cardiovascular

3.9 Artérias

São tubos resistentes e elásticos que partem do coração para todos os órgãos; suas paredes são irrigadas pelas arteríolas. O sangue passa das artérias para os capilares e destes para as veias, que o levam de volta ao coração. São tubos menos elásticos que as artérias, sendo suas paredes facilmente vencidas por qualquer causa de distensão, o que explica a frequência das varizes, particularmente nas extremidades inferiores. Os exercícios físicos e as caminhadas favorecem a circulação venosa.

3.10 Arteriosclerose

É uma degeneração e endurecimento das paredes das artérias, que fazem perder a elasticidade, o que obriga o coração trabalhar além de seu ritmo. Compreende o acúmulo de depósito de material gorduroso contendo colesterol, fosfolipídios e cálcio na parte interna das paredes das artérias, alterações proliferativa e degenerativa, acarretando expessamento e perda da elasticidade das artérias.

À medida que as artérias tornam-se menos elásticas, menos permeáveis, começam as doenças coronarianas, como a isquemia. Devido à falta de circulação nas células, o indivíduo pode até sofrer infarto do miocárdio. Quando é obstruído o fornecimento arterial de sangue, o cérebro também é atingido, ocorrendo geralmente acidente vascular cerebral (AVC).

3.11 Aterosclerose

É a formação de placas ateromatosas nas paredes das artérias, por infiltração de substâncias gordurosas que se depositam em suas paredes, diminuindo o calibre interno e prejudicando a passagem normal do sangue. Pode causar sérios problemas, inclusive embolia pulmonar, uma vez que estes êmbolos podem fixar-se nas paredes das coronárias.

Atribui-se ao transporte ou metabolismo anormal de gorduras por hábitos dietéticos errôneos, distúrbios do fluxo sanguí-

Manual de fisiopatologia e nutrição

neo e coagulação, distúrbios hormonais, uso prolongado de nicotina, que se agrega às gorduras nas artérias; obesidade e vida sedentária.

A placa ateromatosa pode ulcerar ou necrosar-se, e um fragmento de placa pode libertar-se e obstruir uma artéria à distância, causando embolia. Entretanto, por diferentes mecanismos de coagulação, um coágulo se forma em cima da placa necrosada ou ulcerada, determinando uma trombose.

Tanto a embolia como a trombose determinam uma diminuição parcial ou total do fluxo de sangue, através da artéria comprometida, que determina a diminuição ou ausência total de (O_2) oxigênio e nutrientes para os tecidos que devem ser irrigados por estes vasos. No momento que este aporte não for suficiente para a atividade dos tecidos corporais são contraídas sérias lesões.

Pode causar necrose ou morte do tecido, determinado pelo tempo da falta de suprimento de O_2 e nutrientes, superior à capacidade do organismo de defender-se com o processo de anoxia, determinando a morte dos tecidos envolvidos. Isquemia ou sofrimento dos tecidos, que se manifesta quase sempre com dor no peito ou nas partes comprometidas, dor de cabeça se for processo cerebral vascular.

"**Enfarte do miocárdio**, ou ataque cardíaco, ocorre quando um coágulo sanguíneo forma-se subitamente e oclui o lúmen de uma artéria coronária já estreitada por uma placa ateromatosa. Esse evento restringe o suprimento sanguíneo do tecido vizinho. Dependendo da extensão da lesão ao tecido cardíaco, na área da oclusão o paciente pode sobreviver ou morrer subitamente. Se a oclusão de um vaso sanguíneo ocorrer no cérebro, o resultado é uma hemorragia cerebral ou "derrame". Outros vasos sanguíneos arteriais no organismo também podem ser ocluídos causando doença grave ou morte"[14].

---

14. HELEN, Mitchell. *Nutrição*. Rio de Janeiro: Interamericana, 1978, p. 403, § 5.

3. Sistema cardiovascular

As coronárias podem sofrer obstruções por depósito acumulado de lipídios, ou por um coágulo que se formou e ficou preso nas artérias, causando geralmente infarto do miocárdio ou oclusão coronariana. Os coágulos de sangue que se formam sobre as placas de colesterol nas artérias podem ser fatais, mais do que as taxas de colesterol alto no sangue periférico.

As plaquetas são as menores células sanguíneas que se agregam, formando coágulos, aderindo às paredes dos vasos. Por outro lado, temos um fator desencadeante, que é o fibrinogênio, uma glicoproteína que age como matéria-prima e muito abundante no plasma, sendo muito necessário para a coagulação normal do sangue.

Porém, este fibrinogênio em excesso na circulação produz com frequência doenças cardíacas e acidente vascular cerebral (AVC). Indivíduos com níveis altos de colesterol devem ser bem orientados por nutricionista, procurando seguir os parâmetros nutricionais indicados. Não resolve seu problema consultando constantemente seu médico ou tomando remédios se não seguir corretamente a dieta necessária.

3.12 Alimentação

O principal alimento neste caso é o peixe, como o salmão, cavalinha, sardinha, atum e arenque (sardinha e atum podem ser em conserva no próprio óleo). Não se deve comer peixe frito, pode ser grelhado ou ensopado, no mínimo duas a três vezes por semana.

Vegetais e frutas previnem a arterosclerose e as doenças do coração. Vou dar algumas das melhores indicadas: pimenta – poderoso anticoagulante; chá verde – possui a catequina (um tipo de tanino), que bloqueia o acúmulo de plaquetas, prevenindo coágulos e diminuindo o colesterol LDL; chá preto – também é bom; gengibre – poderoso anticoagulante, seu agente ativo é o gingerol; azeite de oliva – retarda a viscosidade das plaquetas, protegendo as artérias, combatendo os coágulos e liberando menos tromboxano.

Manual de fisiopatologia e nutrição

Os condimentos mais potentes são: cravo, gengibre, cominho e açafrão. O cravo é mais forte que a aspirina para o cardíaco; seu princípio ativo é o eugenol, que ajuda a proteger a estrutura das plaquetas. Mesmo após sua "agregação", os pigmentos atuam através do sistema de prostaglandina, de forma semelhante à aspirina, ao alho e à cebola. Todos os condimentos reduzem a produção de tromboxano, poderoso agente produtor do acúmulo de plaquetas.

Quem já tem problemas de colesterol alto deveria comer peixe diariamente, pois este contém alto nível de Ômega-3 que afina o sangue, diminuindo o excesso de fibrinogênio, normalizando o fluido do sangue, prevenindo e acelerando a dissolução dos coágulos. Estes são os principais protetores das artérias. Relacionam-se, a seguir, outros alimentos para os males do coração.

Abóbora – Alimento rico em betacaroteno e globulina, atua nas doenças cardiovasculares e fadiga; é diurética e controla a pressão arterial.

Agrião – Sua ingesta diária previne as doenças cardíacas. No caso de cardiopatias, deve-se tomar o caldo do vegetal cozido, três copos ao dia.

Alface – É calmante, atuando beneficamente nos casos de palpitação e insônia do cardíaco. Recomenda-se fazer um chá da raiz ou mesmo do bulbo próximo à raiz e tomar uma xícara ao deitar.

Alho – Possui atividade "betabloqueadora", anticoagulante, controla a atividade fibrinolítica, purifica o sangue, desestimula a formação de coágulos perigosos, impede que as plaquetas se agreguem ou se prendam às paredes das artérias; diminui as gorduras circulantes, aumentando o teor da lipoproteína de alta densidade; redutor de colesterol, potencializa a energia circulante, combate as doenças circulatórias e suas sequelas no aparelho cardiovascular. O alho deve ser usado diariamente, socado para liberar a alicina, que se transforma em ajoênio, princípio ativo. Não deve ser cortado, e sim socado.

3. Sistema cardiovascular

Arroz integral, aveia e centeio – São cereais ótimos na prevenção da arteriosclerose, protegendo o coração e regularizando a circulação geral.

Aspargo – É um sedativo para o coração e a debilidade cardíaca, regulariza as funções circulatórias, eliminando as impurezas do sangue em geral. Cozinham-se 50 gramas dos brotos num litro de água, toma-se uma xícara em jejum, uma no almoço e outra no jantar.

Batata-doce – Previne as doenças cardíacas e acidente vascular cerebral (AVC). Uma fatia ao dia é o suficiente para prevenção.

Batata-inglesa – É útil não só para o coração como para todas as doenças circulatórias em geral, melhora os edemas dos membros inferiores.

Berinjela – Ajuda na cura das afecções do coração e do sistema circulatório, elimina o colesterol LDL.

Beterraba – Estimula o coração, fortalece o músculo cardíaco e a circulação em geral.

Cebola-roxa – Previne o infarto do miocárdio, dissolve os coágulos sanguíneos e atua contra a trombose coronariana.

Couve – A couve de qualquer tipo, por seu alto teor de clorofila e carotenoides, previne as doenças cardíacas, principalmente a arteriosclerose.

Espinafre – Por seu poder antioxidante através do caroteno que possui em grande quantidade, diminui 40% o índice de AVC, impede que o colesterol torne-se tóxico formando coágulos. Quem tem problemas cardiovasculares deve fazer uso diariamente ou em dias alternados de três xícaras de espinafre cozido. Não só ajuda na cura como previne as doenças cardíacas e AVC.

Soja – Alimento necessário ao cardíaco, por suas proteínas completas, contendo todos os aminoácidos essenciais, assim como a lecitina, substância gordurosa que contém colina, inositol e fosfato. A lecitina é um emulsificador biológico com propriedade de conservar suspensas as gorduras do organismo,

Manual de fisiopatologia e nutrição

prevenindo que elas passem pelas paredes das artérias, acumulando-se e diminuindo assim a circulação sanguínea. Esta leguminosa corrige uma das principais doenças do coração: a arteriosclerose. O indivíduo sadio também deve fazer uso desta leguminosa para prevenir-se de muitas doenças, com simplesmente meia xícara deste produto por dia, podendo usá-lo em lugar do feijão ou como salada só ou acompanhado de um vegetal.

Tomate – Por ser rico em potássio e licopeno, este fruto é essencial ao cardíaco; é um ativador em grande número de reações enzimáticas, importante na excitabilidade do músculo cardíaco. Obs.: melhor maneira de uso do tomate é aquecê-lo em molhos, pois o calor desprende maior quantidade do licopeno.

FRUTAS

Todas as frutas podem ser ingeridas pelo cardíaco, todos os alimentos com alto teor de vitaminas C, E e betacaroteno, como as nozes, por exemplo. Mas vamos dar abaixo as mais indicadas.

Ameixa – Graças ao alto teor de magnésio, sódio e potássio, esta fruta previne as doenças cardiocirculatórias e artérias que afetam o coração, provocando em primeiro lugar a *angina pectoris*.

Abacate – Alimento com alto teor energético, contém o principal antioxidante – a glutationa, que protege as células cardíacas e neutraliza as gorduras altamente destrutivas do alimento.

Amendoim – Por ser rico em ácido linoleico, vitaminas E, tiamina, riboflavina e os sais minerais cálcio, cobre, potássio, fósforo e ferro, torna-se um excelente alimento no combate à hipertensão, atuando sobre o coração, sistema circulatório e metabolismo celular.

Cacau – Alimento nutritivo que dá alta energia para o coração, previne a hipertensão e a arteriosclerose.

Castanha-do-pará – Riquíssima em ácido linoléico, vitamina E, selênio e manganês, que atuam contra o colesterol LDL,

3. Sistema cardiovascular

prevenindo a arteriosclerose, depressão e infarto do miocárdio. Ingerir no mínimo uma castanha por dia, ou até cinco.

Coco – Por sua riqueza em potássio e elementos enxofrados, é um ótimo alimento no tratamento dos cardiopatas que fazem uso de carditônicos do tipo digitálicos.

Limão – Ótimo nas afecções cardíacas, previne a arteriosclerose, atua nos distúrbios hemorrágicos resultantes da fragilidade capilar.

Manga – Excelente nas cardiopatias, ajuda a desobstruir artérias e veias.

Melão – Pelo seu alto teor de potássio, é indicado para o cardíaco e hipertenso que utilizam diuréticos. É calmante, fortificante, ajuda a eliminar os edemas, estimulando a circulação periférica; combate a arteriosclerose e ajuda a normalizar o fluxo sanguíneo, ativando a circulação geral.

Pêssego e pera – Frutas que devem sempre fazer parte da alimentação do cardíaco e hipertenso; são diuréticas, e eliminam os edemas e ativam a circulação, melhorando todos os problemas do coração.

Tangerina – Pelo seu alto conteúdo de vitaminas e minerais, torna-se uma fruta ótima para o paciente cardíaco e hipertenso; possui ação antiesclerótica, intervém favoravelmente no metabolismo lipídico e nos mecanismos de dissolução de coágulos sanguíneos.

Uva vermelha – A casca da uva vermelha (roxa) contém uma substância: o resveratrol, que já foi comprovado que inibe o agrupamento de plaquetas, prevenindo a formação de coágulos sanguíneos; aumenta os níveis de colesterol HDL, tornando-se um poderoso anticoagulante e oxidante, que protege o coração, previne a arteriosclerose, trombose e infarto do miocárdio.

113

4
SISTEMA CIRCULATÓRIO

O sangue compõe-se de uma parte líquida, o plasma, e outra parte sólida, constituída de glóbulos vermelhos, brancos e plaquetas, circula através do coração e de uma rede de artérias, veias e capilares, que se dividem e subdividem, fornecendo oxigênio e nutrientes aos demais tecidos do organismo, retirando dos mesmos o dióxido de carbono e produtos catabólicos.

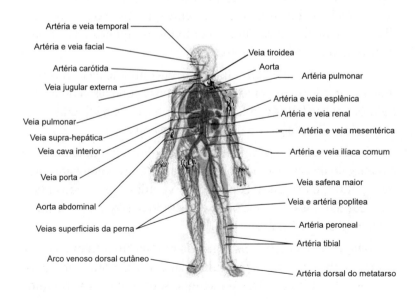

Manual de fisiopatologia e nutrição

O sangue passa das artérias para as veias através de uma rede de capilares, porém carregado de substâncias residuais, dióxido de carbono e desprovido de oxigênio que deixou no interior dos tecidos, para iniciar o retorno ao coração, o qual, através da artéria pulmonar, o impulsiona para os pulmões, onde em contato com o ar inspirado, se desprende do dióxido de carbono de que está carregado e se abastece de oxigênio necessário, e após volta ao coração novamente, repetindo sempre este ciclo por toda a vida do indivíduo.

O sabor do sangue é salgado e seu cheiro é característico do ser ao qual pertence. Todo o propósito da circulação do sangue é o de transportar substâncias para os tecidos e destes para o líquido intersticial, e é importante tanto para a água quanto para as substâncias em solução que possam passar do plasma para o líquido intersticial, nos dois sentidos, e que possam também banhar as células.

Este processo só se realiza pela difusão de água e das moléculas dissolvidas, através da membrana capilar. É um processo tão eficiente que qualquer nutriente que atinja o sangue será distribuído de forma equânime por todos os líquidos intersticiais dentro de dez a trinta minutos.

Sangue arterial é vermelho vivo, encontra-se nas veias pulmonares desde o seu ponto de origem, nas pequenas vênulas dos pulmões até os leitos capilares dos tecidos, onde há liberação de oxigênio e a captação de dióxido de carbono.

Sangue venoso é vermelho escuro, pobre em oxigênio e rico em dióxido de carbono. Encontra-se nas artérias pulmonares desde o ponto de origem das pequenas vênulas nos tecidos até o leito capilar dos pulmões, onde é liberado o dióxido de carbono e captado o oxigênio.

Sangue periférico é o sangue da circulação sistêmica e encontra-se fora da circulação pulmonar e das câmaras cardíacas. Os constituintes celulares do sangue são: glóbulos vermelhos (eritrócitos), glóbulos brancos (leucócitos) e plaquetas e estão suspensos no plasma. O volume normal total do sangue circulante

4. Sistema circulatório

é de aproximadamente 78% do peso corporal e 55% deste volume corresponde ao plasma.

O volume plasmático normal corresponde a 5% do peso corporal. Se deixarmos o sangue total coagular e removermos o coágulo, o fluido remanescente é o soro, que possui a mesma composição do plasma, com exceção do fibrinogênio e os fatores de coagulação, a protrombina, a proacelerina (fator labil), globulina AC e o fator anti-hemofílico (FAH), possuindo, por outro lado, um alto teor de serotonina, devido à ruptura das plaquetas durante o processo de coagulação.

4.1 Funções do sangue

Estas funções são importantes, por exemplo, para:

- transportar gás carbônico (CO_2) e oxigênio (O_2) entre os órgãos respiratórios e tecidos;
- transportar água e alimentos digeridos no tubo digestivo a outros órgãos;
- transportar alimentos armazenados de um tecido a outro;
- transportar produtos orgânicos que devem ser eliminados, como excesso de sais minerais e água dos órgãos excretados;
- colaborar na manutenção da temperatura do corpo;
- o sangue é o mecanismo de defesa contra o que pode danificar a saúde.

4.2 Plasma

É a porção fluida do sangue; é um líquido amarelo cítrico, uma solução complexa; contém um grande número de íons, moléculas orgânicas e inorgânicas, contendo alimentos dissolvidos, substâncias residuais e segregações internas, as quais se encontram em trânsito pelas várias partes do organismo, que servem para transporte de outras substâncias. O plasma contém 90% de água e 10% de substâncias sólidas dissolvidas nela.

Manual de fisiopatologia e nutrição

O plasma estagnado coagula, somente permanecendo fluido se colocarmos anticoagulante. Coagulando o sangue e removendo os coágulos, o fluido remanescente é o soro, as substâncias sólidas são:

- proteínas;
- sais minerais;
- gorduras;
- cloreto de sódio;
- bicarbonato de sódio;
- glicose.

A reação fundamental na coagulação do sangue é a conversão do fibrinogênio proteico solúvel do plasma em fibrina. As moléculas de fibrina se polimerizam para formar uma rede frouxa de fios insolúveis interlaçados. A conversão de fibrinogênio em fibrina é catalisada pela trombina, a qual, por sua vez, é formada a partir da sua precursora circulante a protrombina, através da ação de um fator ativado, que pode ser por reações extrínseca ou intrínseca.

A tendência do sangue a se coagular é equilibrada por uma série de reações limitadoras, que tendem a prevenir a coagulação no interior dos vasos sanguíneos e destruir os coágulos que se formem. Estas reações incluem a liberação do próprio coágulo, de substâncias capazes de inibir mais coagulação e, ainda, a remoção de certos fatores coagulantes ativados da circulação, por ação do fígado.

O suprimento de fatores é diminuído ou até ausente durante a coagulação. Existe no organismo um sistema fibrinolítico capaz de limitar a coagulação. Neste sistema o composto ativo é a enzima plasmina ou fibrinolisina, que é capaz de lisar a fibrina e o fibrinogênio com liberação de substâncias que inibem a trombina, resumindo assim a inter-relação dos vários processos que influem a homeostasia.

A heparina é um potente anticoagulante, normalmente encontrado no organismo. Esta substância é um polissacarídio que

4. Sistema circulatório

contém glucosamina, ácido glucurônico e numerosos grupos de sulfatos, os quais conferem uma parte de reação ácida e uma grande carga eletronegativa. Ela atua como anticoagulante, principalmente porque bloqueia a ação da trombina.

A formação de coágulos dentro do vaso sanguíneo é conhecida como trombose, para distingui-la da coagulação extravascular normal. A trombose ocorre particularmente quando o fluxo sanguíneo é lento, isto é, nos vasos da panturrilha; geralmente ocorre no pós-cirúrgico ou no pós-parto, porque o fluxo lento permite que fatores coagulantes ativados se acumulem, ao invés de serem dispersados. Também ocorre em vasos como as coronárias e as artérias cerebrais, nos locais onde a íntima foi lesada pelas placas arterioscleróticas e sobre as áreas de lesão do endocárdio.

Frequentemente, a trombose interrompe o suprimento arterial dos órgãos onde se formam; fragmentos do trombo (êmbolo) podem se destacar e percorrer a circulação até lugares distantes, lesando outros órgãos; exemplo: obstrução da artéria pulmonar ou seus ramos causando embolia pulmonar, por trombos provenientes das veias dos membros inferiores (pernas), podendo ocasionar também uma embolia cerebral, por fragmentos de coágulo rompido, proveniente de um trombo no ventrículo esquerdo (trombo de murai) sobreposto a um infarto do miocárdio.

4.3 Eritrócitos ou hemácias

São células de cor vermelha, visíveis ao microscópio, desprovidas de núcleo, portanto sem vida; sua cor é dada pela hemoglobina. São produzidas na medula óssea. Sua sobrevivência na circulação é por um período médio de 120 dias. No indivíduo normal e sadio o sangue constitui aproximadamente 5 a 6% de seu peso corporal. A concentração média normal de glóbulos vermelhos no homem é de 5.000.000 por mm^3. Na mulher é de 4.500.000 por mm^3 e na criança o número é maior e depende da idade.

Manual de fisiopatologia e nutrição

A cor vermelha do sangue é dada pela hemoglobina, uma cromoproteína formada de globina, uma cadeia de aminoácidos (EME); é um grupo prostético formado de ferro e protoporfina. A hemoglobina possui três funções: 1) transportar oxigênio; 2) transportar dióxido de carbono; 3) exerce a função de carboidratos e fosfatos com o gás carbônico, formando no sangue um sistema de tampão. Em caso de anemia diminui a taxa de hemoglobina nas hemácias.

4.4 Leucócitos

São glóbulos brancos do sangue circulante, elemento figurado. São células com citoplasma e núcleo desprovido de pigmento; são células vivas de forma ovoide. Nos centros hematopoiéticos desempenha papel essencial no mecanismo de defesa do organismo contra as agressões infecciosas ou de outra natureza, realizam movimentos ameboides, saindo da corrente sanguínea e acumulando-se nos espaços intercelulares ou indo para o local onde o organismo estiver ferido.

Muitos atuam como fagócitos, devorando os micróbios que infestam o tecido lesado. No adulto o número de leucócitos deve ser de 5.000 a 9.000 por milímetro cúbico de sangue. Nos primeiros anos de vida essas cifras são aumentadas. Leucócitos são as únicas células completas, isto é, nucleadas do sangue do indivíduo. Existem três grandes classes de leucócitos que são: granulócitos, linfócitos e monócitos.

Granulócitos caracterizam-se por apresentarem numerosos grânulos específicos em seu citoplasma e possuem um núcleo com considerável variação de forma. Os granulócitos e hemácias são produzidos normalmente na medula óssea (tecido mieloide). Elementos figurados do sangue dividem-se em dois grupos: linfócitos e monócitos. São destituídos de grânulos e seus núcleos não variam de forma e desenvolvem-se principalmente nos tecidos linfoides.

4. Sistema circulatório

4.5 Plaquetas

São pequenos corpúsculos granulados, sem cor, de forma redonda, oval ou estrelada; são em número de 300.000 por mm^3 aproximadamente no sangue do adulto. Têm origem na medula óssea, no baço e nos pulmões pelos megacariócitos, células gigantes que se rompem e expulsam fragmentos de citoplasma, os quais passam para a circulação.

As plaquetas contêm grande quantidade de serotonina, noradrenalina, adrenalina, histidina, histamina e ribonucleoproteína. Quando os vasos sanguíneos são lesados as plaquetas se aglutinam no local, aderindo à parede do vaso e liberando a serotonina que condiciona uma vasoconstrição. Também liberta difosfato de adenosina (DFA) e lipídios que são importantes na coagulação do sangue.

As plaquetas possuem alto conteúdo de glicogênio cujo estoque é consumido durante a coagulação; liberando tromboplastina, que em combinação com os íons de cálcio existentes no plasma atuam sobre a protrombina do sangue, que é produzida no fígado por ação da vitamina K, e esta atuação produz a trombina que atua no fibrinogênio (proteína do sangue) transformando-o em fibrina; a fibrina cerca os glóbulos vermelhos provocando a coagulação. Na coagulação o líquido que sobra é o soro sanguíneo. Em determinados indivíduos a coagulação não acontece; são os hemofílicos.

1º tempo – A tromboplastina das plaquetas combina-se com os íons de cálcio do plasma, atuam sobre a protrombina do sangue formando a trombina.

2º tempo – A trombina atua sobre o fibrinogênio (proteína do sangue), transformando em fibrina.

3º tempo – A fibrina cerca os glóbulos vermelhos provocando a coagulação. Na coagulação o que sobra é o soro sanguíneo, nos hemofílicos a coagulação é muito lenta ou não se concretiza, a simples extração de um dente pode provocar a morte do hemofílico.

Manual de fisiopatologia e nutrição

A trombina, que é o elemento principal da coagulação, é segregada pelo fígado a partir da vitamina K. Apesar de esta vitamina ser armazenada no fígado ela é sintetizada pela flora intestinal com o nome de menadiona que vai para o fígado dando origem à trombina, que é o elemento coagulante.

Esta vitamina é solúvel em gordura, auxilia na cura da hemorragia ocular, cálculos da bexiga, contusões e distúrbios menstruais, preparativos para parto e qualquer tipo de cirurgia, sendo necessário exame de protrombina para prevenir hemorragias. Sua deficiência pode causar aborto, hemorragia nasal, coagulação lenta do sangue, distúrbios celulares, diarreia e hemorragia em geral.

A necessidade de vitamina K é preenchida por dietas variadas, exceto em condições de *stress* que podem interferir na absorção ou no metabolismo da vitamina, resultando numa deficiência. Os antibióticos por via oral reduzem bastante a síntese de vitamina K pelos microrganismos intestinais.

Alimentos ricos em vit. K, Mcg em 100g de alimentos

Óleo de soja	500,00
Vagem cozida	290,00
Alface crua	128,67
Fígado frito	92,00
Espinafre cozido	88,89
Aspargo cozido	57,22
Agrião cru	55,88
Óleo de milho	50,00
Café solúvel	37,62
Leite tipo B	5,82
Tomate cru	4,73

Alimentos com anticoagulante, que evitam ou retardam a coagulação do sangue em caso de embolia ou trombose, são alimentos contra a agregação plaquetária, ajudam dissolver os coágu-

4. Sistema circulatório

los. Os principais são os seguintes: canela, cominho, óleo de peixe, alho, gengibre, uva preta, melão verde e amarelo, cebola-roxa, cogumelo, chá verde, melancia e vinho tinto.

A cebola e o cogumelo contêm adenozina, o alho contém ajoênio e adenozina, o chá contém catequina, o peixe gordo contém ácido graxo ômega-3, a casca da uva e o vinho tinto contêm o resveratrol.

4.6 Trombocitopenia

É caracterizada pela falta do número adequado de plaquetas no sangue circulante. Na maioria das vezes é causada por anticorpos contra as plaquetas, que as atacam e destroem. É uma das "doenças autoimunes" ocasionalmente, contudo, pode ser causada por toxinas, medicamentos ou outras substâncias químicas.

Neste caso o paciente apresenta, usualmente, grande número de diminutas hemorragias, tanto na pele quanto nos tecidos profundos, visto que o método do tampão plaquetário para o reparo de pequenos pontos de sangramento nos vasos fica deficiente.

4.7 Hemofilia

É um distúrbio sanguíneo que se transmite como caráter recessivo ligado ao sexo. Os genes responsáveis pela doença estão incluídos no cromossoma X das células reprodutoras, que se manifestam apenas no sexo masculino; não existe hemofílico no sexo feminino, porém a mulher sadia pode ser portadora da doença sem nunca se manifestar; sendo assim, a transmissão pode ser feita tanto pelo pai hemofílico como pela mãe portadora.

A hemofilia é a mais comum das doenças hereditárias e hemorrágicas, que se manifesta clinicamente, às vezes no recém-nascido, por ocasião da queda do coto umbilical ou cirurgia de fimose. Mas geralmente surge no final do primeiro ano, com hemorragias ora espontâneas, ora provocadas por traumatismo, assim como sangramento intra-articular nos joelhos, tornozelos e cotovelos.

Manual de fisiopatologia e nutrição

Quando esta hemorragia repete-se muito frequentemente pode produzir deformação e incapacidade funcional, pode haver extravasamento sanguíneo em qualquer região, como nas mucosas, tecido celular subcutâneo, músculos e órgãos internos.

A criança hemofílica está sob contínua ameaça de hemorragia, que pode tornar-se grave, pela espoliação do sangue, podendo ocorrer asfixias por derrame sanguíneo na garganta e na boca. Grande número de hemofílicos chegam à idade adulta mais ou menos inválidos. Cumpre-se notar que, em aproximadamente um terço dos casos, a história familiar não existe; não se encontra a moléstia nos antecedentes hereditários.

A explicação possível pode ser através de várias gerações exclusivamente pelo sexo feminino, podendo também o indivíduo do sexo masculino aparentemente sadio, mas com os genes da moléstia, transmitir aos filhos a doença. Há também uma hipótese, mas não certeza, de que possa ocorrer por mutação genética.

O tratamento é somente vigilância médica, tratar imediatamente em qualquer acidente hemorrágico, evitando graves consequências. O maior cuidado profilático e terapêutico deve começar em casa, desde que a idade permita à criança ser orientada pelos pais sobre a natureza da moléstia e como agir em caso de queda ou qualquer anormalidade que ocorra.

Quando a criança chega à idade escolar deve ser comunicada à escola e os professores devem ser orientados sobre este aluno em caso de acidente. Mesmo o indivíduo adulto deve trazer sempre consigo um documento que indique seu problema. É um meio profilático importante em caso de qualquer sangramento. Assim, a pessoa que presta o socorro a um hemofílico já sabe que tem que conduzi-lo imediatamente a um hospital, porque o paciente necessita com urgência de atendimento médico.

4.8 Anemia

É um conjunto de perturbações e de mal-estar devido a alterações qualitativas e quantitativas do sangue. Várias causas são

4. Sistema circulatório

produtoras de anemia: falta de aleitamento materno na criança no mínimo até os seis meses de idade ou mais, alimentação insuficiente, ar viciado, envenenamento pelo chumbo, pelo mercúrio, pelo iodo, doenças agudas graves etc.

São indivíduos de cor pálida e descorada; nas mucosas, gengivas, lábios e pálpebras, de força física diminuída, têm dificuldade de respiração, com opressão ao menor esforço, palpitações, decaimento geral. Geralmente uma grande parte das moléstias são agravadas pela anemia, assim como muitas doenças em pessoas malnutridas causam a anemia.

A anemia define-se como uma condição em que há uma redução da quantidade de hemoglobina, do número e do volume de hemácias ou uma combinação desses valores. As principais são classificadas da seguinte forma:

a) Devido a excesso de perda sanguínea que pode ser rápida e fatal, ou crônica, que pode ser uma hemorragia interna ou externa, causada por úlcera péptica gastrintestinal, hemorroidas, ou menstruação exagerada, que salienta um diagnóstico.

b) Devido à destruição excessiva de eritrócitos, pois tanto os antigos quanto os anômalos são removidos da circulação primariamente pelo baço. Caso a destruição de eritrócitos velhos ou anômalos excederem a capacidade do corpo de fabricarem novos, pode resultar em anemia.

c) Devido à produção insuficiente de eritrócitos, esta é a mais comum e é geralmente por insuficiência nutricional. Embora a falta de várias vitaminas e minerais possa produzir anemia, apenas a mais comum é a falta de ferro, do ácido fólico e da vitamina B12.

A deficiência de vitamina B12 em geral é devida a um defeito na absorção e não a um déficit dietético. Para que esta vitamina seja absorvida, ela deve ser liberada do alimento pelo (HCl) ácido clorídrico e ligada a uma substância conhecida como fator intrínseco dentro do intestino delgado.

Manual de fisiopatologia e nutrição

O fator intrínseco é secretado pelas células parietais do estômago, responsável pela secreção do HCl. O complexo B12-fator intrínseco é absorvido no intestino delgado com o auxílio da tripsina enzima pancreática. O diagnóstico de deficiência desta vitamina é feito pela medida do nível de B12 no sangue.

Os sintomas de deficiência grave de B12 podem incluir palidez, cansaço fácil, respiração curta, língua vermelha, sensível e edemaciada, diarreia, distúrbios cardíacos e do sistema nervoso. Os distúrbios do sistema nervoso incluem entorpecimento e formigamento dos membros superiores e inferiores (braços e pernas), depressão, confusão mental, perda do sentido de vibração e perda dos reflexos profundos dos tendões. Nos idosos pode mimetizar a doença de Alzheimer.

Os sintomas de deficiência são diarreia, depressão e língua edemaciada e vermelha. A deficiência de ácido fólico e B12 é caracterizada como anemia macrocítica porque os eritrócitos ficam muito grandes. A deficiência de ferro é caracterizada como anemia microcítica porque os eritrócitos ficam muito pequenos.

A menor absorção de ferro geralmente é devida à falta de secreção do HCl no estômago, comum nos idosos. Interferem na absorção deste mineral os aditivos encontrados na cerveja, balas, laticínios, sorvetes, refrigerantes, os taninos do chá, os polifenóis do café, o chumbo encontrado em vários produtos e o cádmio do cigarro. Verifique se você tem ou não deficiência de ferro, antes de usar estes produtos em excesso, pois pode danificar o fígado, o coração, o pâncreas e a atividade dos linfócitos.

4.9 Anemia microcítica ferropriva

É o resultado da deficiência de ferro, caracteriza-se pelo tamanho dos eritrócitos que ficam muito pequenos; acontece muito em gestante no final da gestação por alimentação inadequada, e na criança com desmame precoce, ou que não foi alimentada com leite materno, assim como a menor absorção de ferro

4. Sistema circulatório

pode ser devido à falta de secreção de ácido clorídrico no estômago, muito comum na criança e no idoso.

4.10 Anemia falciforme

Anemia ou moléstia falciforme, transtorno hemolítico e trombótico crônico no qual a hipoxia faz com que os eritrócitos assumam a forma de foice, que adquirem partes das hemácias após exposição a baixa tensão de oxigênio. Esta anemia é uma doença de caráter homozigótico, com alta concentração de hemoglobina S com severas manifestações clínicas. Representa um grupo de alterações que variam quanto a suas manifestações. Isto é devido à presença de uma hemoglobina anormal.

O defeito genético envolve a sequência de aminoácidos que compreende a cadeia beta, como o ácido glutâmico que pode ser substituído pela valina. A patologia deste defeito deve-se ao fato de que a hemoglobina S, quando desidrogenada, tende a formar polímeros de cadeias longas, que são relativamente imóveis, formando objetos rígidos. A distorção da hemácia leva ao aumento da viscosidade sanguínea e aumento da fragilidade osmótica da hemácia por sua rigidez e distorção.

Além da anemia hemolítica, os doentes com anemia falciforme apresentam oclusão vascular com necrose devido à obstrução mecânica da microcirculação. E, em consequência, a necrose asséptica dos ossos, principalmente da cabeça do fêmur e do tarso, infartos múltiplos pulmonares, explênicos e renais, predisposição à ulceração crônica da pele, principalmente nos membros inferiores.

4.11 Anemia hemolítica

Por deficiência de ácido fólico, a anemia hemolítica é a mais comum, diferente da causada pela carência da vitamina B12. O corpo não armazena um superávit grande de ácido fólico; suas reservas no corpo são apenas suficientes para manter o corpo por um ou dois meses. A deficiência é extremamente comum

Manual de fisiopatologia e nutrição

em alcoólatras, uma vez que o álcool prejudica sua absorção. Os sintomas mais comuns da deficiência é diarreia, depressão e língua edemaciada e vermelha.

4.12 Anemia perniciosa, megaloblástica e macrocítica

É uma anemia crônica de marcha progressiva, que dura de três a nove meses, caracterizada por anemia geral rapidamente profunda, fraqueza externa, palidez mortal, vertigens, dores de cabeça, descoramento das mucosas, zumbidos de ouvidos, falta de ar, edemas Tc, que vão se agravando até a morte.

É o resultado da deficiência de vitamina B12 em geral, consequentemente à atrofia gástrica e à perda do fator intrínseco necessário para a absorção no intestino delgado desta vitamina, não sendo devido a um déficit dietético, mas sim por um defeito na absorção desta.

Para que a vitamina B12 seja absorvida, deve ser liberada do alimento pelo ácido clorídrico (HCl) e ligada à substância conhecida como fator intrínseco dentro do intestino delgado. Este fator é secretado pelas células parietais do estômago, responsáveis pela secreção ácida. O complexo B12 e o fator intrínseco são absorvidos no intestino delgado com auxílio da tripsina, enzima pancreática. Os sintomas pela deficiência desta vitamina já foram citados logo acima.

4.13 Anemia aplástica

Resultado da falta de produção de célula óssea, associada à hipoplasia, hiperplasia ou displasia medular, caracterizada pela diminuição de todos os elementos figurados do sangue periférico e seus precursores da medula óssea associada à anemia, hemorragia e infecções.

4.14 Anemia aguda

É provocada pela perda maciça de sangue, através de hemorragia. Após uma hemorragia aguda num indivíduo ante-

4. Sistema circulatório

riormente sadio, o organismo repõe o plasma dentro de poucos dias. Entretanto, a velocidade com que a hemoglobina é restaurada depende basicamente do ponto de vista nutricional de maior importância da dieta ingerida.

A dieta deve ser rica em alimentos que contenham proteínas de alto valor biológico (AVB), ferro e cobre, para que haja o transporte de ferro para as hemácias, ácido fólico, vitamina B12, vitamina B6, vitamina C e líquidos necessários para repor os fluidos perdidos pela hemorragia e consequentemente perdidos dos tecidos. A dieta deve constar de sucos crus de vegetais como: salsa, agrião, couve e dente-de-leão, ou suco de laranja ou puro, ingerindo-se de dois a três copos/dia no mínimo, ora um vegetal, ora outro.

4.15 Leucemia

É uma doença do sistema hematopoiético caracterizada por proliferação desordenada dos glóbulos brancos. Habitualmente estão presentes no sangue leucócitos anaplásicos frequentemente em grande número envolvendo vários órgãos. Esta multiplicação exagerada e disseminação dos glóbulos brancos e seus precursores nos tecidos do corpo é considerada como alteração neuplásica dos órgãos formadores do sangue e são classificados com base na rapidez do curso como: agudo, subagudo ou crônico, na contagem celular, no tipo celular e no grau de diferenciação das células.

São também classificados em dois tipos gerais: em leucemia linfoide e leucemia mieloide. A linfoide é causada pela produção cancerosa de células linfoides, começando em gânglios linfáticos, enquanto a mieloide começa pela produção cancerosa de células mieloides inaturas na medula óssea; que podem se reproduzir de forma tão acentuada que logo começa invadir os tecidos vizinhos; podem invadir qualquer órgão, determinando aumento de volume e compressão das células parenquematosas, causando dores e eventualmente fratura óssea.

Manual de fisiopatologia e nutrição

Os sintomas iniciais são anorexia, fadiga, vagos sintomas gastrintestinais e perda contínua de peso. Quando o estado geral piora progressivamente o paciente começa com febre, dispneia, palpitações. Quase todos os tipos de leucemia atingem os gânglios linfáticos, o fígado, baço e outras regiões muito vascularizadas, sem distinção de ser de origem na medula óssea ou no tecido linfoide. Efeitos muito comuns das leucemias são o desenvolvimento das infecções, anemia grave e tendência ao sangramento resultante da trombocitopenia (falta de plaquetas).

Esses efeitos resultam em sua maior parte da substituição da medula óssea normal por células leucêmicas. Finalmente os tecidos leucêmicos formam novas células tão rapidamente que passam a exercer demanda extrema por nutrientes, em especial por vitaminas e aminoácidos. Dessa forma, enquanto os tecidos leucêmicos crescem, os outros tecidos vão ficando debilitados.

Obviamente, se essa desnutrição metabólica persistir por tempo muito prolongado, será por si só causa de morte. A menos que se consiga em tempo hábil um transplante de medula, que depende não só da boa vontade do doador mas necessariamente que este seja compatível com o receptor. A taxa normal dos leucócitos é de 7.500 a 10.000 e na leucemia esta taxa aumenta até 100.000 ou mais. Sendo muitas destas células anormais, formadas na medula óssea, fígado, baço e linfônodos.

4.16 Leucemia aguda

Caracteriza-se pela proliferação descontrolada de precursores de leucócitos, que abarrotam a medula óssea, penetram na circulação e infiltram-se nos diversos órgãos e tecidos. Pode ocorrer em qualquer idade do indivíduo predominando na infância, e na maior parte dos casos tem início até os seis anos de idade. Ignora-se a etiologia que pode ser por fatores genéticos, irradiação ou vírus.

Qualquer órgão pode hipertrofiar-se em maior ou menor grau, em consequência da infiltração de células leucêmicas. São

4. Sistema circulatório

muito comuns adenopatias como gânglios linfáticos volumosos, duros e indolores, esplenomegalia, hepatomegalia, dores osteoarticulares, faringite do tipo variável às vezes acompanhada por processos necróticos na boca. O diagnóstico é identificado através das células blásticas. Na forma sanguínea verifica-se redução considerável dos três elementos normais que têm origem na medula óssea que são: hemácias, plaquetas e granulócitos.

4.17 Leucemia crônica

Esta leucemia é muito rara na infância, a maior parte dos casos ocorre na idade escolar e adulta, e todos pertencem geralmente ao tipo mieloide. As células leucêmicas podem invadir qualquer órgão, determinando aumento de volume e compressão das células parenquematosas.

Os tipos de células são geralmente as formas imaturas dos elementos sanguíneos específicos. No início da doença há vagos sintomas gastrintestinais, anorexia, fadiga, perda de peso, dispneia e palpitação cardíaca. Com o tempo os sintomas tendem a agravar-se progressivamente; podem acontecer hemorragias, dores osteoarticulares, estomatite, gengivite com sangramento, baço e fígado hipertrofiado e muito doloroso.

A evolução processa-se em alguns anos, mas a leucemia crônica ainda é uma doença de evolução irremissivelmente fatal. Os recursos principais resumem-se em dar alívio e prolongar a vida do indivíduo, procurando colocar o enfermo nas melhores condições físicas e psíquicas possíveis, principalmente cuidar muito para que ele receba uma alimentação adequada complementar ao tratamento médico.

Com a evolução da ciência e pesquisas sobre saúde e doenças, surgem novas técnicas e medicamentos e esperamos que em breve esta doença tão ameaçadora seja derrotada. Mas, por enquanto, ficamos com o controle médico e a esperança de dias melhores para o leucêmico, ou seja, com a cura definitiva desta terrível doença.

Manual de fisiopatologia e nutrição

4.18 Alimentação dietoterápica

O melhor alimento para qualquer tipo de anemia é o fígado de bezerro, por ser rico em ferro e em todas as vitaminas do complexo B. Não se deve comer mais que 100 gramas diárias, devido ao alto conteúdo de vitamina A. Os vegetais folhosos verdes-escuros contêm clorofila solúvel em gordura natural e muito similar à hemoglobina. Para deficiência de ferro, além destes, incluem grãos secos, melado de cana, carne vermelha, miúdos de galinha, abricó seco, amêndoa e frutos do mar.

Para falta de ácido fólico, além desses, deve-se ingerir muito aspargo e cereais integrais. Uma vez que o ácido fólico é destruído pelo calor e pela luz, as frutas e vegetais devem ser ingeridas cruas e frescas. No caso em que tenha de se cozer, este deverá ser rápido. As carnes, ovos, leite, vegetais cozidos e raízes são pobres em ácido fólico.

Para a deficiência de vitamina B12, além de todos estes alimentos já indicados, todas as carnes, ovos, leite e derivados são ricos desta vitamina. Mas temos de convir que na anemia perniciosa megaloblástica, anemia hemolítica, anemia aplástica e outras de caráter mais agressivo não se resolve só com o alimento, tendo sempre que se valer do medicamento apropriado e de complementos vitamínicos e minerais.

Abóbora – É um alimento importante na produção dos glóbulos brancos e vermelhos do sangue, assim como atua no sistema imunológico.

Aspargo – Preparado com adição de manteiga, ovos, nata e farinha (de preferência de soja) acelera a cura da anemia.

Beterraba – Seu suco tem um poder rápido construtor dos glóbulos vermelhos e das plaquetas sanguíneas, além de ser eficiente transportador de oxigênio, pois possui um alto teor de ferro, cobre, vitaminas e demais minerais, necessários não só à prevenção da doença como ao processo anêmico já instalado.

Brócolis – Pelo seu alto conteúdo de ferro, cálcio, cobre, cromo, vitaminas e bioflavonoides, o brócolis é um dos principais

4. Sistema circulatório

vegetais no combate da anemia, uma vez que faz parte da formação da hemoglobina no sangue.

Carne bovina – Alimento necessário não só na prevenção, mas sim na cura de qualquer tipo de anemia, pois contém uma alta taxa de proteínas de alto valor biológico, aminoácidos essenciais, ferro, cobre, vitamina B12 e demais minerais.

Cenoura – Pelo seu alto teor de caroteno precursor da vitamina A, aumenta os glóbulos vermelhos, combate qualquer tipo de anemia. Tomar o suco e ingerir a salada crua diariamente.

Chuchu – Excelente formador da hemoglobina, por possuir fonte importante de vitamina B1, cálcio, fósforo, ferro, sódio, potássio e enxofre.

Cogumelo ou champignon – Ótimo alimento, essencial para a formação da porfirina; uma porção pigmentar da hemoglobina.

Couve – Previne a anemia, pois é ótima formadora dos glóbulos vermelhos. Tomar o suco puro, ou ingerir como salada crua.

Dente-de-leão – Alimento antianêmico devido à alta taxa de ferro, clorofila, vitamina C e minerais; ingerir como salada as folhas tenras, tomar o suco ou como chá.

Espinafre – Alimento essencial na cura da anemia, na restauração do sangue aumentando a hemoglobina, graças a seu alto conteúdo de ferro, sódio, clorofila, fermentos, vitaminas minerais e oligoelementos.

Lentilha – É um carboidrato complexo, alimento essencial para a cura da anemia hipocrômica ferropriva, por possuir alta taxa de vitamina B1, B2 e ferro, principal componente da hemoglobina.

Mastruço – Alimento ótimo no combate à anemia, por seu alto teor de vitamina C, clorofila, ferro, cobre, cálcio e glucosídio, elementos que aumentam o metabolismo, renovam, estimulando, o sangue. Deve-se comer como salada ou tomar o suco cru.

Manual de fisiopatologia e nutrição

Nabo – Tônico energético que regulariza e purifica o sangue, transporta o oxigênio para os tecidos e auxilia na cura da anemia, pois possui um alto teor de ferro, cobre e vitaminas.

Quiabo – Pelo seu alto conteúdo de ferro e cobre, este alimento deve fazer parte integrante da alimentação normal da gestante, porque há demanda múltipla dos estoques destes minerais devido às necessidades do feto e da placenta em crescimento. O cobre participa ativamente na mobilização de ferro para a síntese da hemoglobina, prevenindo assim as possíveis anemias da gestante e do bebê.

Repolho – Possui alto teor de vitaminas C, B6, ácido fólico, ferro e cobre, ajuda na formação das células vermelhas e da hemoglobina do sangue, auxilia na cura da anemia.

Soja – Pelo seu alto valor nutricional de suas proteínas completas, aminoácidos essenciais, ácidos graxos insaturados, vitaminas e minerais, é um alimento necessário no tratamento e prevenção da anemia.

FRUTAS

Abacate – Fruto altamente energético, não deve faltar na alimentação do indivíduo anêmico, pois, além de seu alto teor de glutationa, principal antioxidante do organismo, ele possui taxa elevada de ferro, cobre, ácido fólico e vitaminas necessárias para qualquer tipo de anemia.

Abacaxi – Seu suco ao natural é um poderoso antianêmico, por seus componentes necessários em alto nível como: vitamina C, B2, B6, ácido fólico, ferro e cobre, além de uma gama de outros elementos que ele contém.

Abiu – Fruto açucarado e gomoso, alimento para convalescente, desnutrido e anêmico.

Amêndoa e avelã – Podem ser utilizadas como complemento de refeição do anêmico. Podem ser colocadas no preparo de pão integral se bem trituradas.

4. Sistema circulatório

Amendoim – Alimento essencial para o anêmico por sua alta taxa de proteínas, aminoácidos essenciais, vitaminas, sais minerais e ácidos graxos em maior proporção, poli-insaturados e monoinsaturados.

Banana – Fruta sem nenhum amido, com uma excelente digestibilidade, com alto teor de frutose e sacarose (açúcar invertido), vitamina C, ácido fólico, ferro, cobre e potássio, previne e ajuda na cura das anemias; seus componentes auxiliam na formação das hemácias e da hemoglobina.

Laranja – Tanto a fruta quanto o suco devem ser introduzidos na dieta do anêmico, ou mesmo na prevenção da anemia. Por seu elevado teor de vitamina C, ácido fólico, ferro, cálcio, cobre, magnésio e potássio, além de outras vitaminas e minerais.

Maçã – Fruta deliciosa que ajuda na cura de qualquer tipo de anemia, por seu alto valor em vitamina C, ferro, cobre, fósforo, enxofre, cálcio e potássio.

Manga – Fruta rica em vitamina C, cálcio, fósforo, cobre, ferro, magnésio, potássio e manganês; atua contra a anemia e a hipovitaminose, prevenindo e ajudando na cura e depurando o sangue.

Melão – Previne a anemia aumentando o nível dos glóbulos vermelhos ou hemácias.

Morango – Fruto delicioso e importante para auxiliar no tratamento da anemia, pelo seu alto teor de cobre necessário para a fixação do ferro na hemoglobina, atuando na formação dos glóbulos vermelhos do sangue.

Pera – Pelo seu alto conteúdo de ferro, cobre, ácido fólico e demais minerais, esta fruta torna-se importante não só na prevenção, mas, para a cura da anemia; ela atua, através de seus componentes, diretamente na formação dos glóbulos vermelhos.

Tâmara – Excelente alimento contra a anemia, por seu alto teor de ferro, cobre, ácido fólico, vitamina C e demais vitaminas e minerais.

Manual de fisiopatologia e nutrição

Uva – Por seu alto valor antioxidante esta fruta atua em benefício de qualquer tipo de anemia. Não vamos aqui falar de todas as suas propriedades, pois são muitas, e não só devemos fazer uso desta fruta como devemos tomar seu suco puro, prevenindo e tratando das anemias. Todas as frutas são ótimas contra a anemia, porém estas são as que mais se destacam.

5
SISTEMA LINFÁTICO

Este sistema é considerado como anexo do sistema venoso, visto que drena a linfa dos espaços intercelulares e a lança através de vasos e formações próprias na corrente venosa. A linfa é um líquido claro ligeiramente amarelado, contendo células, sais minerais, proteínas, vitaminas e gorduras, que circulam através dos vasos linfáticos.

A linfa flui ao longo desses vasos progressivamente mais calibrosos que a sua maior parte, deságua no canal torácico, que é um vaso com cerca de 5mm de diâmetro, que tem início no abdome, desce ao longo do tórax, desaguando na veia subclávia esquerda, no pescoço, fazendo assim com que a linfa retorne ao sangue.

Uma característica marcante do capilar linfático é a sua permeabilidade a grandes moléculas proteicas, bactérias e outras partículas maiores. O alto grau de permeabilidade do endotélio linfático faz com que substâncias de baixo peso molecular absorvidas pelo capilar linfático se difundam pelos espaços intersticiais novamente e sejam reabsorvidas por capilares sanguíneos ou por outro vaso linfático.

Esta propulsão se faz por ação de fatores extrínsecos; a ligeira pressão exercida pelos tecidos ajuda conduzir o líquido dos espaços intersticiais para dentro dos capilares linfáticos. Todos os vasos linfáticos possuem grande número de válvulas linfáticas, orientadas de tal modo a só permitirem o fluxo para fora dos tecidos.

Manual de fisiopatologia e nutrição

Qualquer movimento do corpo, seja ele causado por movimentos musculares, por movimentos passivos, ou até mesmo pelas pulsações arteriais, provoca a compressão de alguns linfáticos e faz com que o líquido seja movido através desse sistema valvular até chegar ao sistema venoso. Esse mecanismo é chamado de bomba linfática.

5.1 Funções da linfa

A mais importante função do sistema linfático é a de devolver as proteínas plasmáticas do líquido intersticial de volta à circulação do sangue. Uma pequena quantidade de proteína plasmática passa continuamente através dos poros capilares para o líquido intersticial. Se não forem devolvidos ao sangue circulante, a pressão coloidosmótica do plasma cai a volumes demasiadamente baixos para reter líquido na circulação.

O retorno das proteínas necessita de pequeno fluxo linfático de dois a três litros de linfa diários. Ocasionalmente, pode ocorrer uma anormalidade no mecanismo das trocas líquidas nos capilares que resultam em edema, que significa a passagem excessiva de líquido para fora do plasma e para o líquido intersticial, com consequente tumefação dos tecidos. As causas desse efeito são:

• Pressão capilar elevada, como resultado de insuficiência cardíaca ou de bloqueio das veias que drenam os tecidos.

• Baixa concentração das proteínas plasmáticas, geralmente pela perda de proteínas ou pela incapacidade de síntese de novas proteínas por desnutrição.

• Permeabilidade aumentada dos poros capilares, determinada na maioria dos casos por efeitos tóxicos que afetam os capilares, o que permite o vazamento excessivo de proteínas para fora dos capilares e seu acúmulo no líquido intersticial.

• Bloqueio do sistema linfático, o que impede o retorno da proteína que fica no interstício para o plasma, o que permite

5. Sistema linfático

que a concentração da proteína plasmática caia a volume muito baixo, enquanto a concentração da proteína no líquido intersticial cresça muito, aumentando excessivamente o líquido para os tecidos.

5.2 Tecido linfoide

Compreende os gânglios linfáticos (linfônodos), baço, timo, tecidos linfoides subpiteliais, localizados sob a mucosa do tubo digestivo e gânglios hemolinfáticos. É difícil avaliar a quantidade normal do tecido linfoide do corpo humano, uma vez que ele sofre alteração com a idade, seu desenvolvimento atinge o máximo na puberdade; na velhice o timo e os tecidos linfoides subpiteliais praticamente desaparecem, embora persistam os gânglios e o baço.

Na periferia dos gânglios existem nódulos do tecido linfoide; na região medular há cordões alongados. Os seios linfáticos são verdadeiros espaços no tecido reticular do gânglio, onde se encontram células retículo-endoteliais e são células grandes e de grande poder fagocitário.

Os gânglios linfáticos têm a tendência de ser atingidos por infecções e tumores malignos (câncer). São duas as funções essenciais destes tecidos: a formação de linfócitos e desempenho de grande papel nos processos de defesa orgânica, pois são produtores de anticorpos.

Os cristaloides da linfa como sódio, potássio, cálcio, magnésio, cloreto, fosfato e bicarbonato são semelhantes aos do líquido intersticial. Este sistema começa em vasta rede de capilares linfáticos muito pequenos, situados entre os capilares sanguíneos nos tecidos. O líquido é filtrado dos espaços teciduais para esses capilares linfáticos, onde passa a ser chamado de linfa.

Através do sistema linfático, os líquidos podem passar dos espaços intersticiais para o sangue; também fazem este trajeto as proteínas e outras substâncias de moléculas grandes que não podem ser absorvidas diretamente pelos capilares sanguíneos.

139

Manual de fisiopatologia e nutrição

Os capilares linfáticos são vasos muito finos, constituídos de uma camada de células (endotélio) cuja permeabilidade é maior do que os capilares sanguíneos. Estes reúnem-se para formar os vasos linfáticos de estrutura semelhante às veias, as quais são providas de válvulas que mantêm a linfa numa só direção.

A quantidade de fluxo linfático normal para o ser humano durante 24 horas é de dois a quatro litros. As válvulas dos vasos linfáticos impedem o refluxo; a pressão intratorácica negativa durante a inspiração contribui para a circulação da linfa, pois os ductos torácico e linfático direito desembocam na circulação dentro da caixa torácica; o rim possui abundante suprimento linfático que drena via ducto torácico e ducto linfático direito na circulação venosa torácica.

Uma quantidade apreciável de proteínas entra no líquido intersticial do fígado e dos intestinos, penetrando pelas paredes capilares, e voltam ao sangue pelos vasos linfáticos, assim como algumas enzimas, especialmente histaminas e lipase, entram na circulação exclusivamente pelos vasos linfáticos. Gorduras insolúveis na água são absorvidas do intestino para os vasos linfáticos. Depois de uma refeição a linfa do ducto torácico torna-se leitosa porque é alto seu teor de gordura.

Quando a drenagem linfática é inadequada pode ocorrer edema em todo o corpo. Existe também a filariase que surge por um germe parasítico chamado filária que migra para os vasos linfáticos causando uma obstrução, e com o acúmulo de líquido e mais ainda a reação tecidual leva depois de certo tempo a edema maciço nos membros inferiores e no escroto, o que chamamos de elefantíase.

5.3 Linfadenite

É um processo inflamatório dos gânglios linfáticos, caracterizado por hiperemia e exsudação. Os gânglios aumentam de volume (adenomegalia) e tornam-se mais firmes. Os gânglios

5. Sistema linfático

do pescoço são frequentemente acometidos (especialmente em crianças) com amígdalas infectadas ou outras doenças infecciosas agudas.

Pode ser simples, desaparecendo espontaneamente, mas pode ser germe piogênico o agente causal e aí o processo deve ser convenientemente tratado. Temos a infecção por bacilo de Koch, muito comum na tuberculose pulmonar, que compromete gânglios, brônquios e mediastino. Os gânglios mesentéricos também podem ser afetados por bacilos deglutidos.

5.4 Linfagite

É a inflamação dos vasos linfáticos, provocada por germes muito virulentos, como por exemplo o extreptococo hemolítico. Exterioriza-se na pele por linhas avermelhadas, que vão do foco de infecção no sentido do gânglio mais próximo.

5.5 Elefantíase

É uma linfagite crônica que aparece no curso da infecção por filária. É um aumento e espessamento dos tecidos subcutâneos e cutâneos, consequente à obstrução linfática e ao edema linfático. Os membros inferiores e o escroto são as regiões mais comumente lesadas.

6
SISTEMA ENDÓCRINO

Fazem parte deste sistema as seguintes glândulas: tireoide, paratireoide, hipófise ou pituitária, adrenais, timo, partes das glândulas com ductos no pâncreas, parte dos ovários e testículos. A principal função destas glândulas é liberar hormônios para o organismo, ativando os outros mecanismos. Os hormônios são substâncias químicas produzidas por uma parte do corpo e atuam no sentido de controlar ou de ajudar no controle de alguma função em outra parte do corpo.

Em geral os hormônios são classificados em dois tipos: primeiro os locais, que atuam sobre as células situadas perto do órgão secretor do hormônio, incluindo os hormônios acetilcolina, histamina e hormônios gastrintestinais; segundo, os hormônios gerais, que são lançados para o sangue por glândulas endócrinas específicas que após fluem por toda a circulação, agindo sobre células e órgãos nas partes mais distintas do corpo.

Hormônio paratireoidiano, também chamado de paratormônio, é uma proteína de pequeno peso molecular, secretado pelas glândulas paratireoides. Promove a liberação de sais de cálcio dos ossos, bem como aumenta absorção de cálcio pelo intestino delgado e pelos túbulos renais.

Sua função primária é de regular a concentração do cálcio iônica nos líquidos extracelulares. Esta concentração é controlada por dois hormônios distintos, o paratireoidiano, secretado por quatro pequenas glândulas paratireoides, e a calcitonina, secretada pela glândula tireoide.

143

Manual de fisiopatologia e nutrição

6.1 Hipotálamo

É uma estrutura situada na parte central do diencéfalo, mantendo uma estreita relação com a glândula hipófise. Sua função básica é de uma integração neuroendócrina; desempenha importante papel para a harmonia fisiológica do organismo, através dos comandos neurais e hormonais que as emite. Nele encontra-se o centro da saciedade que inibe a fome.

Possui as funções de regular a frequência cardíaca, a pressão sanguínea, a respiração, a temperatura corporal, o ritmo do sono e vigília, a ingestão de alimentos e o peristaltismo gastrintestinal.

Produz os hormônios vasopressina e oxitonina da neuro-hipófise, assim como os chamados fatores de liberação de substâncias que atuam na adeno-hipófise, fazendo-a secretar os hormônios tróficos; este fator faz a hipófise secretar o TSH, indo atuar na tireoide e fazendo-a produzir seus hormônios.

6.2 Hipófise ou pituitária

É uma glândula globosa encravada na célula túrcica do osso esfenoide. Está anatomicamente dividida em três partes:

- hipófise anterior ou adeno-hipófise (3/4 partes da glândula);
- hipófise posterior ou neuro-hipófise;
- parte intermediária da hipófise.

A adeno-hipófise compreende o lobo anterior e o lobo médio ou intermediário do órgão desenvolvido, ambos de estrutura glandular; é a porção maior e a mais essencial da hipófise e produz os hormônios chamados tróficos, que são dirigidos às glândulas-alvo ou tecidos especificamente visados pela sua ação; através do sangue, são levados a essas glândulas, mantendo-as e estimulando a produção dos respectivos hormônios.

São os seguintes hormônios com suas ações biológicas: STH ou GH (hormônio somatotrófico ou do crescimento). Sua fun-

6. Sistema endócrino

ção bem estabelecida é estimular o crescimento, contribuindo decisivamente para o desenvolvimento muscular ósseo e orgânico; atua sobre a glândula tireoide, estimulando a sua produção hormonal; estimula a síntese proteica no músculo pelo aumento do transporte de aminoácidos para a célula; aumenta a lipólise no tecido adiposo e tem uma ação diabetogênica, inibindo a ação insulínica.

Terminando, o crescimento não cessa sua secreção no fígado; havendo um aumento do glicogênio hepático, oriundo da atividade da gliconeugênese a partir de aminoácidos, aumenta a absorção intestinal de cálcio, bem como a excreção; estimula o crescimento dos ossos longos e dos tecidos moles. A retenção aumentada de cálcio aumenta a atividade metabólica do osso. Além do cálcio, são retidos também o sódio, potássio, magnésio, cloro e fosfato.

ACTH (hormônio adeno-cortical) – Atua sobre a glândula suprarrenal, estimulando a produção dos hormônios da camada cortical das glândulas adrenais da córtex suprarrenal, como o cortisol e os androgêneos.

FSH (hormônio folículo-estimulante) – Atua no ciclo da ovulação e maturação do óvulo; sua ação é estimular a disponibilidade de gametas para a reprodução; na mulher estimula o crescimento dos folículos ovarianos; no homem, estimula a espermatogênese.

LH (hormônio luteinizante) – Sua ação é estimular estruturas produtoras de hormônios sexuais, no homem nas células intersticiais e na mulher determina o desenvolvimento do corpo amarelo e induz o folículo que está na superfície do ovário a se romper.

LTH (prolactina) estimula a produção do leite pelas mamas.

6.3 Hipófise posterior ou neuro-hipófise

Inclui o lobo posterior da glândula e a haste neural que liga ao assoalho do cérebro; é controlada por secreção originária do sistema nervoso central (SNC) no hipotálamo. As terminações

Manual de fisiopatologia e nutrição

dos axônios supraópticos e paraventriculares estão em relação íntima com os vasos sanguíneos.

Encontram-se também células da neuróglia que são estreladas, contendo glóbuns de gorduras. Secretam dois hormônios importantes: ADH (hormônio antidiurético), que atua no balanço eletrolítico e na reabsorção e excreção de água pelos rins nos túbulos uriníferos; OCH (hormônio ocitocina), que promove a contração uterina, favorecendo a expulsão da criança na hora do parto.

6.4 Tireoide

Esta glândula está localizada na base do pescoço; é formada por dois lobos, um em cada lado da traqueia, com uma parte servindo de ligação e dando à glândula a forma aproximada de um H. No adulto a glândula pesa de 25 a 30 gramas.

O iodo ingerido através dos alimentos chega à tireoide, onde é oxidado, combinando-se com o aminoácido tirosina para produzir os hormônios tiroxina ou tetraiodotironina T4 e triiodotironina T3. O T4 representa 90% dos hormônios tireoideos sob a influência da liberação do TSH da hipófise. Esses hormônios são lentamente secretados para a circulação, de acordo com a necessidade do organismo.

A principal função do hormônio tireoideo é a de catalisar as reservas oxidativas, regulando os índices metabólicos do organismo. Não existindo quantidade adequada deste hormônio, há um retardo acentuado dos processos corporais que se manifestam por deficiência física e mental.

Diminui o ritmo do metabolismo basal, reduzindo a atividade das mitocôndrias e o consumo de oxigênio; diminui o desenvolvimento e maturação do sistema nervoso, o pulso torna-se lento e a pressão sanguínea baixa; diminui a ação das catecolaminas (adrenalina e noradrenalina) que contribuem para a atividade do sistema nervoso simpático.

6. Sistema endócrino

6.5 Hipotireoidismo

É a subprodução do hormônio da tireoide; é uma condição endócrina caracterizada por uma hipoatividade e secreção diminuída dos hormônios tiroxina ou triiodotironina ou de ambos. Devido à baixa velocidade do metabolismo basal, geralmente a pessoa engorda com facilidade, sendo necessária uma dieta com redução calórica.

Em criança o hipotireoidismo se manifesta sob forma de cretinismo, geralmente causada por deficiência de iodo na dieta da mãe durante a gravidez, ou por fatores genéticos, permanecendo este problema sem tratamento imediato; pode levar ao retardo mental permanente e ao subdesenvolvimento físico dentro de pouco tempo.

Em adultos os sinais mais comuns são temperatura basal baixa, depressão, cefaléia, pele seca, fadiga, problemas menstruais, constipação, sensibilidade ao frio, cabelos secos e quebradiços, infecções recorrentes, lentidão física e mental, entorpecimento, dores musculares e cãibras.

A pessoa com hipotireoidismo deve evitar flúor, principalmente em pasta de dente, e o cloro da água potável. Pode-se fazer uso de água destilada sem cloro. O cloro e o flúor bloqueiam os receptores de iodo na tireoide.

Alimentos necessários e recomendados para pessoa com hipotireoidismo: peixes de água salgada, que são ricos em iodo, damasco, tâmara, ameixa-seca, gema de ovo, salsa, aves, leite e seus derivados como queijos duros, brócolis, espinafre, couve-de-bruxelas e outras, pêssego, pera, levedo de cerveja.

Alimentos que contêm as vitaminas B1 (tiamina), B2 (riboflavina), B3 (niacina), algas marinhas ricas em zinco mineral, este encontrado em grande quantidade na tireoide, aminoácidos essenciais e lecitina, alimentos ricos em cálcio e vitaminas A, C, D, E e B6 (piridoxina), necessários para produção do hormônio tireoideo. Todo este conjunto participa do transporte de oxigênio dentro das células e o iodo, então, age junto com o hormônio tiroxina, estimulando o processo oxidativo.

6.6 Hipertireoidismo

É uma condição de hiperatividade da glândula tireoide, que se caracteriza por balanço negativo de nitrogênio e diminuição da massa muscular e, em consequência, aumenta a velocidade metabólica; esta hiperfunção tireoidiana é devido a uma gamaglobulina circulante cuja única função é estimular a tireoide. Quando esta glândula produz hormônio em excesso resulta em problemas cardiovasculares. Embora de forma curável, causa sérios problemas digestivos com má absorção de nutrientes. Encontra-se frequentemente alterações do metabolismo dos carboidratos, com curva glicêmica anormal e aumento do metabolismo da glicose, aumento do metabolismo proteico, alteração no metabolismo da creatinina.

Aumenta colesterol sérico, causa desequilíbrio do cálcio, alterações no fígado, destruição do tecido muscular, perda de peso, irritação constante, nervosismo intenso, fraqueza, insônia, fadiga, tremores das mãos e do corpo, perda de cabelo, problemas nas unhas, aumento da pressão sanguínea e pulso, intolerância ao calor, taquicardia, exoftalmia (protrusão anormal do globo ocular para fora da órbita) e metabolismo basal elevado.

A dieta deve ser hipercalórica para manter o balanço nitrogenado. A ingesta de carboidratos também é necessária para poupar a proteína da dieta. Procurar alimentos com alto teor de vitaminas e minerais como: vitamina do complexo B, com maior quantidade B1 (tiamina), B2 (riboflavina), B6 (piridoxina), vitamina E, vitamina C, lecitina e levedo de cerveja. Tomar uma a duas colheres de sopa ao dia de levedo.

Alimentos mais recomendados: brócolis, couve-nabiça, couve-flor, couve-de-bruxelas, repolho, folhas de mostarda, espinafre, nabo, soja, pêssego e pera. Estes alimentos ajudam a suprir a produção de hormônio da tireoide. Evite durante o tratamento médico, no mínimo por três meses, leite e seus derivados, estimulantes como chá, café, refrigerantes e nicotina. A dieta deve ser hipercalórica, prevenindo a perda de tecido corpóreo e uma rápida perda de peso.

6. Sistema endócrino

6.7 Bócio

No hipertireoidismo, a glândula tireoide hiperativa aumenta de volume de duas a três vezes e é, então, chamada de bócio. No hipotireoidismo, a glândula também fica aumentada e também é chamada de bócio. Assim, o termo bócio não é sinônimo de hiper nem de hipotireoidismo. Em certa região geográfica ocorreu a deficiência de iodo e, pelo fato de todos os habitantes daquela região apresentarem uma glândula aumentada, passaram a chamar de bócio endêmico.

Isto ocorre onde o solo não contém iodo. Uma pequena taxa deste metaloide perde-se, eliminada pelas secreções, e quando esta perda não se compensa aparecem manifestações carenciais iônicas. Se a quantidade de iodo recebida através da água e dos alimentos for insuficiente para satisfazer aos reclames da tireoide, esta glândula altera-se, sofrendo uma hipertrofia compensadora, utilizando assim, com maior rapidez, o escasso iodo que obtém, num esforço para propiciar ao organismo a quota normal de tiroxina de que necessita.

6.8 Bócio nodular

O epitélio glandular hipertrofia-se e depois hiperplasia-se; a glândula torna-se aumentada de volume pela hipertrofia de outros pontos ou pela degeneração fibrosa ou cística das porções cujo parênquima se atrofiou, sendo geralmente necessário tratamento cirúrgico.

6.9 Paratireoides

As paratireoides são quatro glândulas pequenas, localizadas na face posterior da tireoide, constituídas de tecido epitelial, contendo as células principais, oxifílicas e claras. A concentração do íon cálcio no líquido extracelular é controlada por dois hormônios, um da paratireoide – o hormônio paratireoideo ou paratormônio, e a calcitonina secretada pela glândula tireoide.

Manual de fisiopatologia e nutrição

A ação essencial do paratormônio é de regular o metabolismo do osso, para que este se mantenha íntegro e equilibrado entre as funções de aposição e reabsorção da matriz óssea. Este hormônio exerce três efeitos importantes:

a) eleva a concentração sanguínea do íon cálcio;

b) ativa grande número de células chamadas de osteoclastos nas cavidades do osso;

c) libera íon de cálcio para o sangue, estimulando a reabsorção de cálcio pelos túbulos renais, o que reduz a perda destes íons pela urina, aumentando a intensidade de absorção de cálcio pelo intestino.

Um homem com 70kg de peso contém 1.200g de cálcio, dos quais cerca de 99%, no mínimo, estão depositados nos ossos. Uma fração muito pequena e extremamente importante fica dissolvida no sangue e no líquido intersticial. Aproximadamente metade da quantidade no plasma está ionizada e a outra parte está combinada às proteínas plasmáticas.

O cálcio ionizado que passa para o líquido intersticial participa das reações químicas; no osso o cálcio combina-se com o fosfato e a outros íons. A hidroxiapatita é o principal sal do osso. Tem a dureza do mármore e fornece resistência compressional ao osso, que também possui grande número de fibras colágenas que dão resistência tensional ao osso.

O hormônio paratireoidiano é essencial para a ativação da função absorsiva da vitamina D. Esta vitamina é necessária para a absorção adequada do cálcio pelo tubo digestivo; ela ativa e transporta cálcio através da membrana epitelial do intestino. Na ausência desta vitamina, o osso recém-formado não consegue as quantidades normais dos cristais de hidroxiapatita e fica mole, assume várias e contorcidas formas e a esta condição chamamos de raquitismo.

Alguns dos efeitos secundários da ação do cálcio sobre a membrana celular são muito importantes. Por exemplo, diminuindo a concentração do íon de cálcio em até 50% do normal, as mem-

6. Sistema endócrino

branas das fibras nervosas ficam muito permeáveis aos íons sódios e, parcialmente despolarizadas, transmitindo impulsos repetitivos e incontrolados, produzindo espasmo dos músculos esqueléticos, a que chamamos de tetania por hipocalcemia.

E quando as membranas não se despolarizam com facilidade aumenta a concentração de íon de cálcio, deprimindo a atividade neural, por exemplo o sistema nervoso central (SNC). Outro efeito da concentração diminuída do cálcio é o enfraquecimento no músculo cardíaco, provocando redução da sístole e o coração torna-se excessivamente dilatado durante a diástole, assim como o excesso de cálcio provoca contração excessiva no coração.

Portanto, os responsáveis pelo processo contrátil são os íons de cálcio. No entanto, quando a quantidade destes íons disponíveis no líquido extracelular são pequenas, a intensidade de contração cardíaca fica reduzida, enquanto o excesso nesse mesmo líquido provoca aumento da contração cardíaca.

6.10 Diabetes

A palavra diabetes é derivada do grego que quer dizer atravessar. Na Antiguidade, todo o indivíduo que urinava excessivamente era considerado portador de uma afecção característica que eles consideravam como diabetes. E todo aquele que eliminava urina excessiva e açucarada consideravam como diabetes mellitus.

Doença caracterizada principalmente pela falta de produção ou utilização inadequada de insulina pelo organismo. A insulina é um hormônio produzido pelo pâncreas, responsável por conduzir a glicose do sangue para dentro das células, fornecendo a energia e o calor ao nosso corpo.

São duas as fontes de glicose: a dos alimentos, que contém proteínas, carboidratos e lipídios, e a do fígado que é armazenada como glicogênio, e liberada na corrente sanguínea entre as refeições para manter a glicose em nível normal no sangue. Esta glicose é armazenada e utilizada para as funções vitais do

Manual de fisiopatologia e nutrição

indivíduo, garantindo a energia mesmo quando não nos alimentamos por vinte e quatro horas, uma vez que nosso organismo funcione normal.

A diabetes mellitus é uma doença crônica, genética e hereditária, isto é, transmitida de geração a geração, embora ainda seja discutido o modo em que ocorre a transmissão ou herança genética, mas provavelmente quanto maior a incidência da doença familiar, principalmente quando ela ocorre em torno das duas famílias (materna e paterna), maior será a frequência do surgimento.

Esta herança, no entanto, é uma predisposição que pode manifestar a diabetes mais cedo ou mais tarde de acordo com determinados fatores. Porém, se esta predisposição (penetração do gene) não for acentuada e não atuarem fatores diabetogênicos ambientais, o indivíduo talvez nunca se tornará um diabético.

Mas devemos tomar certas medidas para evitar ou adiar o surgimento da doença; porque a tendência genética do diabetes é somada a certos fatores que podem precipitar ou não o surgimento dela, exemplo: obesidade, certos distúrbios endócrinos e o uso abusivo de hidratos de carbono simples na alimentação.

O diabetes é uma doença endócrina comum, mas que pode tornar-se grave; é um distúrbio metabólico, um erro do metabolismo hereditário e crônico. Caracteriza-se por hiperglicemia em consequência à anormalidade no metabolismo dos carboidratos, das proteínas e dos lipídios, acompanhada por acentuada propensão a desenvolver problemas renais, oculares, neurológicos e cardiovasculares. Sua manifestação é decorrente da ação inadequada da insulina.

O metabolismo dos glicídios e lipídios atua sobre a membrana das células musculares e adiposas, facilitando a hiperglicemia. O diabético possui diferente capacidade para produzir insulina e a menor quantidade efetiva circulante causa diminuição da capacidade do fígado, músculos e outros tecidos de utilizar os hidratos de carbono, assim como para depositá-los. A glicose não utilizada acumula-se no sangue, elevando a taxa de glicemia.

6. Sistema endócrino

Quando a hiperglicemia ultrapassa o limite renal, os rins liberam o organismo do excesso de glicose, a qual é eliminada pela urina (glicosuria). Para eliminar a glicose, os rins empregam maior quantidade de água para diluí-la, aumentando a diurese (poliúria). O excesso de água eliminada pelos rins provém dos tecidos que se desidratam e o diabético sente uma sede excessiva, com necessidade de ingerir grande quantidade de água (polidipsia).

Numa pessoa não diabética a glicose plasmática permanece relativamente constante, não importa o fato de ser irregular a ingesta de carboidratos. O fígado, que serve de depósito para a armazenagem de carboidrato, desempenha um papel importante nesta regulação.

Imediatamente após a refeição, enquanto o alimento está sendo absorvido, o açúcar sanguíneo é conduzido do trato gastrintestinal para o fígado, onde grande parte é acumulado como glicogênio. Neste ínterim, o sangue que penetra no fígado contém mais glicose do que o sangue que deixa o órgão. Basicamente distinguem-se duas subclasses de diabetes, Tipo 1 e Tipo2

Diabetes tipo 1, insulino dependente ou diabetes juvenil, as células betas do pâncreas produzem muito pouca insulina, ou não produzem nada, e consequentemente o organismo é incapaz de absorver a glicose da corrente sanguínea, e o resultado será a falta de energia vital, cansaço fácil, muita sede, fome intensa e perda de peso. São pacientes lábeis propensos à acidose. Geralmente são crianças, adolescentes e adultos jovens.

Neste caso não é inteiramente devido à causa genética, no entanto apresenta uma predisposição à doença; no geral a criança nasce com quantidade menor de células produtoras de insulina, podendo também ser associada pela destruição completa das células beta do pâncreas, que produzem o hormônio, e a pessoa terá que receber insulina por toda vida.

A insulinoterapia constitui o essencial de um tratamento que deverá ser regularmente anotado numa agenda, verdadeiro diário da criança diabética. As análises de urina deverão ser fre-

Manual de fisiopatologia e nutrição

quentes, a procura da glicose urinária deverá ser sistematicamente acompanhada pela procura de corpos cetônicos. Os resultados destas análises deverão ser anotados, assim como a intensidade das reações. Todos os incidentes relevantes da vida da criança diabética devem ser anotados, principalmente as sensações de mal-estar com fome imperiosa, palidez e sudoreses, o que ocorre em primeiro lugar na hipoglicemia.

Este paciente precisa do controle da alimentação, que é de grande importância junto do controle e tratamento médico. A regularidade de vida da criança é a base de todo o tratamento. As injeções de insulina e as refeições deverão ser seguidas rigorosamente em seus horários. A alimentação deve ser equilibrada para cobrir as necessidades nutricionais, mantendo o equilíbrio de crescimento e manutenção. As refeições não devem ser exageradas, mas se deve ingerir no mínimo cinco pequenas refeições diárias.

Diabetes tipo 2, não insulino dependente, tem início na idade adulta, quase sempre após os trinta anos, geralmente com mais frequência em pessoa obesa. Nesta, em geral é estável, iniciando na idade madura, não tem tendência a desenvolver acidose. Considera-se uma doença hereditária, mas também associada a certas condições como: defeitos fisiológicos, secreção anormal de insulina e resistência adquirida da mesma.

Diabetes geralmente é relacionada com a obesidade que desenvolve a hiperglicemia, manifestando-se em pessoas adultas, sedentárias, com predisposição e também por história familiar. Esta pessoa pode ser assintomática ou levemente com sintomas, principalmente quando se trata de obesidade mórbida. Pode também estar associada a certas síndromes, como uma doença pancreática.

Pode também surgir por doença hepática, uma vez que o fígado é o único órgão que tem condições de regular efetivamente a glicemia, constituindo o centro das ações do glucagon e fornecendo suas reservas, como glicose circulante, desdobrando uma parte de glicogênio armazenado, liberando sob a forma de gli-

6. Sistema endócrino

cose, ajudando a reabastecer o sangue. À medida que está sendo utilizada a glicose por outros tecidos, esta liberação de glicose no fígado é acelerada pela ação da adrenalina.

Temos também, não muito comum, o diabetes gestacional, devido à intolerância à glicose em certas gestantes, embora seja notória a importância genética na suscetibilidade ao diabetes. Devemos contar também, sem dúvida, com fatores dietéticos, ambientais e de desenvolvimento cultural.

Uma dieta rica em carboidrato refinado e pobre em fibras só pode aumentar a glicose, tanto do diabético como das pessoas predispostas, sendo ideal a todos, principalmente à gestante, uma dieta com alimentos ricos em carboidratos complexos e rica em fibras que não só é profilática como controla imediatamente os níveis de glicemia no sangue.

A dieta é sempre o melhor remédio. Não queremos dizer que em certas circunstâncias o diabético não necessite de medicamentos hipoglicemiantes, até mesmo de dose extra de insulina, particularmente numa situação de *stress* de caráter emocional, ou quando no caso de complicações devido a infecções.

Mas o diabético que conhece sua doença e cumpre um tratamento dietético bem orientado por nutricionista pode viver tranquilamente uma vida normal em todos os aspectos semelhante àquele indivíduo não diabético:

- o controle do diabético tipo 2 deve iniciar com dietoterapia exclusiva;
- o controle é mais estrito e previne a progressão da doença;
- é mais fácil o tratamento pelo paciente;
- não existe risco de hipoglicemia;
- o paciente fica livre dos possíveis efeitos tóxicos produzidos pelas drogas hipoglicemiantes.

"A ação geral da insulina é aumentar o gasto de glicose pelo corpo, e poucos são os tecidos que não possuem receptores para ela. Classicamente, dizíamos que o eritrócito e o Sistema Nervoso Central (SNC) eram insensíveis a este hormônio. Investi-

Manual de fisiopatologia e nutrição

gações recentes mostraram a existência de receptores para a insulina no cérebro.

Ao discutirmos os mecanismos de ações dos hormônios, dizíamos que a insuluna modificava a permeabilidade de membranas celulares e também a atividade de muitas enzimas que estão dentro da célula em que atua. O efeito deste hormônio sobre as membranas toma, várias vezes, uma interpretação generalizante e equivocada. Virtualmente, apenas os tecidos muscular e adiposo precisam da insulina para que a glicose chegue ao interior de suas células. O fígado, o SNC, o eritrócito, o rim, o intestino, etc., não necessitam da ação da insulina para este fim, porque neles a glicose entra com ou sem o hormônio. Mesmo nos dois tecidos dependentes de insulina para ingresso de glicose em suas células, esta entrada por si só não significa nada, se o monossacarídio em questão não encontrasse, dentro destas células, enzimas capazes de gastá-lo. É pois razoável dizermos que o ingresso de glicose em um tecido é apenas uma parte do processo metabólico de seu gasto"[15].

6.11 Insulina

Existem muitos hormônios capazes de elevar os níveis glicêmicos, mas o único capaz de baixá-la em poucos minutos é a insulina. Razão que se define como um hormônio hiperglicemiante, sua ação é aumentar o gasto da glicose pelo corpo, e poucos são os tecidos que não possuem receptores para ela. No diabetes juvenil o único tratamento é insulínico e dietético.

A insulina atua sobre o metabolismo dos carboidratos, proteínas e lipídios, exercendo um efeito dominante na regulação da homeostase da glicose. Os efeitos glicorreguladores são exercidos predominantemente no fígado, tecido adiposo e muscular.

---

15. RIEGEL, Romeo E. *Bioquímica*. São Leopoldo: Unisinos, 1996, p. 359, § 1-3.

6. Sistema endócrino

No fígado, a insulina inibe a produção hepática de glicose, pois aumenta a síntese de glicogênio e inibe a gliconeugênese e a glicogenólise, estimula a síntese de ácidos graxos não estereficados que se convertem em triglicerídios e são transportados ao tecido adiposo pelas lipoproteínas de muito baixa densidade (VLDL), onde são armazenadas.

No tecido adiposo, a insulina estimula a captação da glicose, sua utilização e a sua conversão em ácidos graxos livres, armazenando-os sob forma de triglicerídios. Nos músculos e em outros tecidos, a insulina estimula a captação de glicose, sua utilização ou armazenamento sob a forma de glicogênio.

6.12 Hiperinsulinismo ou resistência à insulina

Alguns indivíduos são tentados a ingerir grande quantidade de alimentos, principalmente muito hidrato de carbono refinado. Isto faz com que o indivíduo viva permanentemente em hiperglicemia, o que determina que viva, também permanentemente, em hiperinsulinemia.

Indivíduos predispostos geneticamente a desenvolver diabetes mellitus também apresentam resistência insulínica, porém não são capazes de manter em longo prazo secreção compensatória da insulina apresentando diabetes manifesto, mesmo com níveis elevados de insulina circulante.

As células beta do pâncreas são solicitadas a trabalhar muito intensamente por muitos dias, meses ou anos a fio, sintetizando insulina na proporção da glicose absorvida. Mas estas células não estão preparadas para isso e, lentamente, vão perdendo a capacidade de síntese, podendo chegar a exaustão completa e não produzir mais insulina nenhuma.

O indivíduo torna-se diabético por sobrecarga alimentar. É o caso daquelas pessoas que mesmo sem causa hereditária ou outra deficiência pancreática, por exemplo, de repente se tornam diabéticas simplesmente por obesidade e sedentarismo, incapazes de baixar a glicemia na medida da gravidade do estado diabético que conseguiram cultivar.

Manual de fisiopatologia e nutrição

Antes de darmos os alimentos mais eficientes para o diabético, vamos dar os nutrientes mais necessários com seus respectivos alimentos:

Vitamina C – É um valioso auxiliar da insulina para evitar complicações de outros órgãos, como rins, olhos, coração, cérebro, artérias e veias.

Fontes mais ricas: limão, goiaba, acerola, laranja fruta e suco, toranja, tangerina, morango, groselha fruta e suco, pimentão, tomate, aspargo, feijão verde, agrião, salsa, mostarda, nabo, repolho, couve galega cozida, brócolis, beterraba cozida.

Vitamina E – O diabético sofre carência desta vitamina, encontrando-se mais peróxidos no soro e na urina.

Fontes: óleo e germe de trigo, azeite de oliva, óleo de milho, óleo de girassol, margarina, amendoim, maionese, carne vermelha, fígado, batata assada, aveia, salmão, ovo, nozes, tomate, brócolis, feijão, ervilha, espinafre, pão integral.

Cromo (Cr) – O cromo é essencial para a ação das enzimas relacionadas ao metabolismo de fornecimento de energia a partir da glicose; é um cofator da insulina, regula a entrada da glicose na célula e aumenta a ligação de insulina aos receptores. A importância do cromo no organismo está relacionada ao controle da glicemia de um complexo metalorgânico, o fator de tolerância da glicose (GTF). 3% do cromo ingerido são absorvidos no trato gastrintestinal; é transportado pelo sangue em combinação com a transferina na sua distribuição tecidual. Os fitatos diminuem sua absorção e os oxalatos aumentam. É armazenado no baço, nos rins e nos testículos.

Melhores fontes: cereais integrais, cevada em grão, germe e farelo de trigo, levedo de cerveja, carnes, fígado bovino, pimenta-do-reino, tomilho, cogumelos, batata, banana, queijo, maçã, melado, açúcar mascavo, cenoura, alface, espinafre, milho, óleo de milho, laticínios e leguminosas secas.

Magnésio (Mg) – Melhora a síntese da insulina, é muito importante para o diabético, pois atua para o bom funcionamento das coronárias, regulando os batimentos cardíacos e contra-

6. Sistema endócrino

ções do músculo, mantendo o ritmo das pulsações normais do coração.

Melhores fontes: carnes, peixes, aves, ovos, camarão, leite e derivados, nozes, cereais integrais, aveia, germe de trigo, milho amarelo, amêndoas, mel, caqui, ameixas, pera, pêssego, lima, limão, laranja, maçã, uva, banana, aspargo, couve, quiabo, espinafre, cenoura, beterraba, repolho, couve-flor, pepino, salsa, hortelã, feijão, lentilha e todos os vegetais folhosos.

Manganês (Mn) – Controla a glicemia. Quantidade mínima é suficiente para o metabolismo do organismo, do sistema imunológico normalizando o nível de glicose no sangue.

Melhores fontes: alho, aveia, cevada, agrião, banana, feijão, milho, folhas de beterraba, grãos integrais, nozes, castanha, abacate, algas, gema de ovo, legumes, frutas, café solúvel e chá.

Vanádio (V) – É necessário ao diabético, está envolvido no metabolismo dos hidratos de carbono, lipídios e especialmente na glicose. É utilizado no controle do diabetes, aumenta o colesterol HDL e diminui o colesterol LDL.

Melhores fontes: As fontes mais ricas são azeitonas, pimenta-do-reino, semente de endro, peixes e óleos vegetais. Mas está também presente nas frutas frescas, vegetais, leite, carnes bovinas e rabanete.

6.13 Alimentação

Abóbora – Sua fibra ajuda no controle da glicose. Comer duas a três colheres de sopa pura crua e sem tempero, de preferência em jejum, podendo comer ralada ou em pedaço como qualquer outra fruta.

Acelga – Tanto as folhas quanto os talos são fontes de minerais que atuam no organismo aumentando a tolerância à glicose.

Agrião – Por todos seus componentes vitamínicos, flavonoides e minerais, como o cromo, este alimento não deve faltar na refeição do diabético ou das pessoas predispostas, pois ele não só controla a glicemia como previne o diabete.

159

Manual de fisiopatologia e nutrição

Aipo ou salsão – Esta planta contém glicoquinas, hormônio de eficácia semelhante à insulina. Nas folhas encontra-se um óleo essencial, apiona, inosita e sais minerais. O bulbo contém pentose, colina, tirosina, glutamina, asparagina e vitamina E, todos componentes essenciais ao diabético. Pode ser usado cozido, refogado, no vapor, na sopa ou em forma de chá frio ou gelado.

Alcachofra – Excelente alimento que faz baixar o açúcar no sangue, eliminando-o pela urina junto com as toxinas desde os canais dos ureteres do diabético.

Alho – Por seu alto teor de vitamina C e demais componentes, que previnem as infecções, é muito necessário que o diabético faça uso diariamente do alho em todas as suas preparações alimentares.

Aspargo – Alimento ótimo para diabético obeso, porque além de baixar os níveis glicêmicos ainda ajuda no controle de peso.

Aveia – Alimento rico em propriedades medicinais ao diabético, além de sua fibra necessária para o metabolismo da glicose, ainda previne e diminui a acidose diabética.

Berinjela – Alimento auxiliar no metabolismo da glicose, elimina as gorduras do sangue e controla o peso do diabético.

Cebola-roxa ou amarela – Condimento e medicamento para o diabético, pois seu princípio ativo, a glicoquina, é um elemento chamado na medicina popular de insulina vegetal. Atua no metabolismo da glicose no fígado liberando a insulina, reduzindo o açúcar no sangue.

Ervilha – Por possuir baixa taxa de açúcar, e alta taxa de vitaminas e minerais, é um excelente alimento para o diabético.

Germe de trigo – Complemento alimentar rico em fibras, facilita em alto grau o acesso da insulina às células do organismo.

Pão integral – Possui alto nível de carboidrato complexo, muito importante ao diabético. Caso ele seja obeso devem ser controladas as porções diárias a ingerir do pão.

6. Sistema endócrino

Pepino – Contém alto conteúdo de cromo, além de outros minerais importantes. Ao natural é um alimento muito eficiente ao diabético. Só não deve ser em conserva.

Vagem – Através das enzimas valiosas que fazem parte das desidrogenases que ela contém, deve sempre constar na dieta do diabético, pois estas enzimas ajudam no processo da oxidação da glicose.

FRUTAS

Abacate – Por conter pouco açúcar, quase nenhum amido e alto nível de glutationa, principal antioxidante tão necessário. O diabético deve fazer uso deste excelente fruto duas a três vezes semanais.

Abacaxi – Diurético bactericida que queima e elimina os resíduos tóxicos do diabético; deve-se ingerir a fruta e tomar o suco natural, sem açúcar e sem adoçante.

Avelã – Apesar de seu alto nível calórico, é um alimento ótimo para o diabético. Caso ele seja obeso ingerir com moderação.

Caqui – Fruta fibrosa, excelente preventiva da acidose diabética, pode servir de lanche às dez horas da manhã ao diabético.

Castanha-de-caju – Estimulante dos centros medulares, controla a glicosuria e a poliúria do diabético.

Graviola – Fruta muito considerada na medicina popular como um remédio para controle do diabetes.

Laranja – Pelo seu alto nível de vitamina C e ácidos cítricos, esta fruta é muito importante na prevenção das doenças articulares, nefríticas, infecções e inflamações que são tão comuns na pessoa diabética, desempenha um papel químico fundamental no metabolismo da glicose.

Lima – Seu suco elimina os resíduos e toxinas pela urina prevenindo futuros problemas renais do paciente diabético.

Limão – Fruto diurético e bactericida, queima e elimina os resíduos tóxicos do metabolismo da glicose no diabético. Pode-se ingerir diariamente gotas na água potável.

Manual de fisiopatologia e nutrição

Maçã – Fruta deliciosa que além de sua alta alcalinidade ainda possui a pectina, fibra necessária que previne e auxilia na cura da acidose diabética.

Mamão – Fruta diurética com seu poder medicinal, por conter um princípio ativo, a papaína, deve fazer parte no desjejum e lanche do diabético.

Manga – Fruta importante por suas vitaminas, sais minerais e fibras, mas por seu alto valor calórico o diabético obeso deve comer com moderação.

Maracujá – Seu suco é calmante e muito eficaz; principalmente se o diabético for obeso e tenha muita ansiedade.

Melancia – Esta fruta é considerada um filtro renal, pois elimina as toxinas do organismo, é um diurético natural muito importante para o diabético. No entanto, esta fruta deve ser ingerida individual e no intervalo das refeições.

Melão – Esta fruta deve fazer parte da alimentação do diabético, principalmente se ele for obeso. Contém baixa caloria e alta taxa de ácido málico que elimina os detritos provenientes do metabolismo da glicose.

Pera – Preciosa fruta para alimentação do diabético, auxilia a circulação periférica e previne as infecções.

Pêssego – Ótimo alimento com sua alta taxa de fibras, auxilia no metabolismo da glicose do diabético ajudando na queima das toxinas.

Observações: estes alimentos indicados são os mais eficientes. Não queremos dizer que os outros sejam proibidos ao diabético. É lógico que sempre há algumas restrições, mas são muito poucas. Por exemplo, eu particularmente desaconselho alimentos como batata-doce, batata-inglesa, aipim ou macaxeira, cenoura e beterraba cozida; as frutas como jaca, tâmara, damasco, e principalmente a uva, que possui alto nível de açúcar, são impróprias ao diabético. Salada crua deve ser ingerida à vontade.

7
SISTEMA RESPIRATÓRIO

Este sistema é formado por um conjunto de órgãos tubulares e alveolares que se situa na cabeça e pescoço: fossas nasais, faringe, laringe, traqueia, brônquios, pulmões e cavidade torácica, responsáveis pela respiração, ou seja, pelas trocas gasosas entre o organismo e o meio ambiente.

O ser humano absorve da atmosfera não somente o oxigênio (O_2) necessário, como também o fluido vital, que fornece ao organismo a indispensável energia do ar e elimina gás carbônico que circula através das vias aeríferas: cavidade nasal, faringe, laringe, traqueia e brônquios. As trocas gasosas como oxigênio do ar e gás carbônico do sangue são efetuadas nos pulmões.

"A respiração espontânea depende completamente das descargas rítmicas do centro respiratório e do bulbo, pelo menos em mamíferos adultos. Interrompendo-se os nervos eferentes que ligam o centro com a musculatura respiratória ou destruindo-se este centro, os movimentos respiratórios param. Salvas intermitentes de impulsos passam pelas fibras que inervam os músculos inspiratórios, sendo aquelas as únicas responsáveis pelos movimentos respiratórios durante o repouso"[16].

---

16. GANONG, William E. *Fisiologia médica*. São Paulo: Atheneu, 1973, p. 534, § 1.

Manual de fisiopatologia e nutrição

7.1 Cavidade nasal

Localiza-se na parte média da face acima da cavidade bucal e divide-se em duas partes, esquerda e direita. Na parte inferior apresenta as narinas separadas entre si pela porção do septo nasal.

7.2 Faringe

Conduto ímpar e mediano que pertence à via respiratória e ao tubo alimentar, estende-se da base do crânio até a sexta vértebra cervical e continua com o esôfago.

7.3 Laringe

Na laringe encontram-se as cordas vocais (órgãos da voz). Situa-se na parte mediana do pescoço na altura das vértebras cervicais inferiores, entre a traqueia e a base da língua; comunica-se superiormente com a faringe e inferiormente com a traqueia. Funciona como um esfíncter na ocasião da deglutição.

Possui uma série de cartilagens: a tireoide, a cricoide e a epiglote, e mais três pares de cartilagens, todas as quais são revestidas de membrana mucosa, e são movidas pelos músculos da laringe. A membrana mucosa é, de cada lado, dobrada em duas pregas transversas que constituem as pregas ou cordas vocais, as de cima sendo as falsas e as de baixo as verdadeiras cordas vocais.

7.4 Traqueia

É um tubo cartilaginoso e membranoso que se estende da extremidade inferior da laringe ao nível da sexta vértebra cervical e bifurca-se na altura da quinta vértebra torácica até sua divisão nos dois grandes brônquios principais direito e esquerdo.

7.5 Brônquios

Um dos ramos primários da traqueia ou seus respectivos ramos no interior do pulmão que contêm cartilagens em suas pa-

7. Sistema respiratório

redes. São semelhantes à traqueia; na sua porção extrapulmonar, juntamente com artérias, veias, vasos linfáticos e nervos dos pulmões, formam os pedículos pulmonares.

7.6 Bronquíolos

Os bronquíolos são uma das pequenas subdivisões dos brônquios. Com um milímetro ou menos de diâmetro, os bronquíolos e os alvéolos são envolvidos por capilares sanguíneos e é no seio deles que se dá a oxigenação do sangue. O sangue venoso vem bombeado pelo coração e nos alvéolos é oxigenado, desprendendo o gás carbônico (CO_2), passando de venoso para arterial, próprio para oxigenar as células novamente.

7.7 Pulmões

Os pulmões são envolvidos por uma membrana serosa, a pleura, e neles penetram os brônquios que se ramificam em branquíolos e alvéolos. Os vasos pulmonares são ricamente inervados por fíbras simpáticas vasoconstritoras.

A excitação dos gânglios simpáticos cervicais provoca a diminuição do fluxo sanguíneo pulmonar. As fibras atuam em parte no sentido de diminuir a capacidade da circulação pulmonar, por conseguinte mobilizando o sangue do reservatório pulmonar.

O sistema vascular pulmonar assemelha-se ao da circulação sistêmica, com exceção das paredes da artéria pulmonar e dos seus ramos grandes que possuem um terço da espessura das paredes da aorta e das artérias sistêmicas.

Os pulmões direito e esquerdo são os órgãos principais da respiração e estão contidos na cavidade torácica. Entre eles temos o mediastino e cada pulmão apresenta uma base diafragmática, um ápice, uma face lateral convexa e uma mediana côncava.

Os pulmões são subdivididos em lobos, três para o pulmão direito e dois para o pulmão esquerdo. Cada lobo do pulmão é subdividido por segmentos broncopulmonares, entidades ana-

Manual de fisiopatologia e nutrição

tômicas e funcionais independentes que recebem, cada uma, seus próprios ramos da artéria pulmonar direita e esquerda.

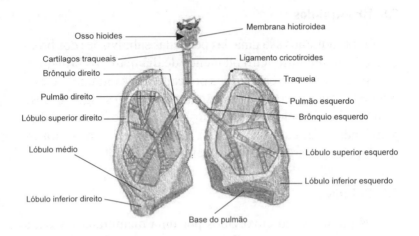

Os pulmões e a parede torácica são estruturas elásticas. Normalmente o espaço entre a parede torácica e os pulmões contém somente uma camada fina de líquido. A pressão neste espaço intrapleural é subatmosférica e os pulmões encostam bem na parede.

Os pulmões depois do nascimento tornam-se distendidos e expandidos. A inspiração é um processo ativo. A contração dos músculos inspiratórios aumenta o volume intratorácico. A expiração calma é passiva, pois não há concentração dos músculos que diminuem o volume intratorácico.

7.8 Hipóxia

É o resultado da deficiência de oxigênio; qualquer estado em que uma quantidade fisiologicamente inadequada de O_2 está disponível para ser utilizada pelos tecidos, seja qual for a causa ou a intensidade, pode ser causado por distúrbios pulmonares que diminuem a difusão de oxigênio para o sangue dos

7. Sistema respiratório

pulmões, diminuindo a hemoglobina no sangue, para o transporte de oxigênio para os tecidos, incapacidade cardíaca de bombear quantidade adequada de sangue para os tecidos.

7.9 Dispneia

Pode ocorrer por processo nervoso, mas geralmente ocorre quando alguma anormalidade respiratória provoca acúmulo de gás carbônico em excesso nos líquidos do corpo. O centro respiratório torna-se exageradamente estimulado, e os sinais que produz transmitem para a parte consciente do cérebro necessidade de ventilação aumentada.

7.10 Edema pulmonar

Significa a coleção de líquidos nos espaços intersticiais dos pulmões e nos alvéolos, que modifica a respiração do mesmo modo como acontece na pneumonia. O edema pulmonar generalizado é causado por insuficiência do coração, sendo este incapaz de bombear o sangue da circulação pulmonar para a sistêmica. Pode ocorrer por doença da válvula mitral ou aórtica, ou por insuficiência do músculo ventricular; o sangue fica retido na circulação pulmonar, com o aumento da pressão capilar pulmonar.

Quando essa pressão torna-se maior que a pressão coloidosmótica do sangue, o líquido transuda muito rapidamente do plasma para os alvéolos e para os espaços intersticiais dos pulmões produzindo hipóxia, muitas vezes a insuficiência aguda do coração produz edema de forma tão rápida que o indivíduo morre de hipóxia dentro de vinte a quarenta minutos.

7.11 Enfisema pulmonar

É uma doença que causa perda da elasticidade dos pulmões, cujas causas mais comuns são as infecções crônicas brônquicas e alveolares que ocorrem pelo hábito de fumar. A nicotina des-

Manual de fisiopatologia e nutrição

trói as paredes alveolares. Quando o caso é mais sério, apenas uma pequena parte do tecido pulmonar funciona e a maior parte dos alvéolos estão destruídos.

A área total da superfície da membrana pulmonar fica muito reduzida, o que também reduz a aeração do sangue; e a quantidade de gás carbônico no sangue e nos líquidos corporais fica muito aumentada. Caracteriza-se por opressão respiratória e consequente falta de ar, respiração cansada, expiração prolongada, peito dilatado em forma de barril, quase imóvel ao inspirar, tosse seca ou seguida de expectoração espumosa, fala cansada, voz velada, palidez, termina com problemas no coração muitas vezes durante anos.

O indivíduo apresenta na maioria dos casos hipertensão pulmonar, pois, cada vez que as paredes de um alvéolo são destruídas, os vasos sanguíneos que por elas passam também os são. Isso aumenta a resistência pulmonar, o que por sua vez aumenta a pressão arterial pulmonar e, eventualmente, produz uma sobrecarga ao coração.

7.12 Atelectasia

É a retração do volume pulmonar ou de parte dele; consequência da reabsorção do ar alveolar, em virtude da obstrução total do brônquio que areja a área alterada. É uma doença brônquica geralmente localizada, que provoca sérias alterações parenquematosas e grave comprometimento da função pulmonar, pois um bronco principal ocluído causa atelectasia de todo um pulmão.

Causa comum da atelectasia é um ferimento penetrante do tórax, que permite a entrada de ar para a cavidade pleural. A tensão superficial do líquido nos alvéolos e as fibras elásticas nos espaços intersticiais do pulmão fazem com que os pulmões colapsem até o tamanho muito reduzido, com os alvéolos perdendo todo o seu ar.

7. Sistema respiratório

Outra causa muito comum é o tamponamento de um brônquio, quando o ar, adiante do trecho tamponado, é absorvido pelo sangue, o que determina o colapso do alvéolo, ocorre simultaneamente também o colapso dos vasos sanguíneos. Como consequência, o fluxo de sangue pelo pulmão fica reduzido, permitindo que a maior parte do sangue pulmonar passe pelas áreas pulmonares que ainda estão aeradas.

7.13 Asma

É o resultado do espasmo dos bronquíolos terminais dos pulmões, que ocorre por estimulação alérgica do músculo liso bronquiolar, o que dificulta a passagem do ar tanto para o interior como para o exterior dos pulmões e o fluxo de ar para fora pelos bronquíolos fica mais prejudicado.

Como resultado os pulmões vão ficando cada vez mais distendidos. Com crises asmáticas repetitivas ano após ano e a distensão prolongada da caixa torácica fazem com que o tórax tome forma diferenciada da anterior; a asma pode causar dispneia muito acentuada. O tratamento deve ser com medicamentos que relaxem a musculatura bronquiolar.

7.14 Broncopneumonia

É a inflamação aguda dos pulmões e dos pequenos brônquios, acompanhada de febre alta, aceleração respiratória. Exemplo: de 40 a 60 por minuto, batimento das asas do nariz, cansaço, tosse, peito cheio de catarro, prostração, sonolência, doença mais característica de crianças e idosos.

7.15 Pneumonia

É uma infecção dos pulmões que impede a absorção de ar dos alvéolos para o sangue pulmonar, devido ao exsudato infeccioso causado por bactérias do tipo dos pneumococos ou com vírus. Essa infecção faz com que as paredes dos alvéolos fi-

Manual de fisiopatologia e nutrição

quem inflamadas e edemaciadas, enquanto os espaços entre os alvéolos ficam cheios de líquido e glóbulos sanguíneos.

Prova hipóxica por dois mecanismos: primeiro, porque muitos alvéolos não são aerados por estarem cheios de líquidos e de células sanguíneas: segundo, porque as membranas dos alvéolos ficam muitas vezes tão espessadas por edemas que o oxigênio não consegue difundir com facilidade.

7.16 Tuberculose

A infecção dos tubérculos pode comprometer praticamente todos os órgãos, mas tem especial predileção pelos pulmões. A tuberculose pulmonar é uma doença bacteriana, de natureza infecciosa e de muito fácil contágio; endêmica em todas as regiões do mundo, caracteristicamente social e incapacitante. Atinge mais as populações urbanas, e sua evolução se dá pela dificuldade de acesso ao tratamento adequado.

Quanto mais elevado o nível econômico e social, menos probabilidade há que a moléstia apresente sinais epidêmicos; o desenvolvimento da tuberculose é ligado às condições de vida em sociedade, assim como às circunstâncias que favorecem a repetição ou prolongamento dos contatos infectantes que são fatores de propagação da doença. O reservatório principal é o homem doente com problema generalizado; habitualmente o contágio é através do indivíduo e a partir das formas pulmonares da doença, que atinge pessoas de qualquer idade, sexo, raça ou nacionalidade.

Quanto mais jovens e susceptíveis forem, maior é o perigo de contaminarem-se caso venham entrar em contato com o doente. A transmissão se dá diretamente através das gotículas aéreas (tosse e expectoração) do doente, e indiretamente por poeiras, alimentos contaminados, por exemplo o leite, louças etc. As portas de entrada são as vias respiratória e gastrintestinal ou, secundariamente, geniturinária, conjuntiva e lesões da pele.

"A infecção tuberculosa pode comprometer praticamente todos os órgãos, mas tem especial predileção pelos pulmões. Se

7. Sistema respiratório

a este fato somarmos a preferência secundária pelos gânglios (inclusive mediastínicos) e pelas pleuras, compreendemos a importância desta doença sobre a função respiratória. Evolui em fases mais ou menos determinadas, sendo que cada um destes períodos pode sofrer diferentes tipos de evolução e apresentar complicações diversas.

O agente etiológico específico é o Mycobacterium tuberculosis, bastonete gram-negativo, álcool-ácido-resistente, sem cápsula, cillios ou esporos: 'in vivo' pode aparecer isolado, em duplas, em cadeias ou formando grumos. A imunidade a esse germe está ligada ao mecanismo celular e, portanto, à linhagem timodependente, mediada por linfocinas. A atração e a ativação de macrófagos é uma das principais funções dessas substâncias, daí a profusão desse tipo celular nas lesões específicas. Provavelmente por efeito do ácido ftioico (componente fosfatídico do bacilo) os macrófagos assumem aspecto alongado de célula epitelioide. O ácido micólico (cera do Mycobacterium) é o responsável pela formação das células gigantes tipo Langhans, a partir de células epitelioides. Finalmente, a necrose de caseificação parece ser devida à ação das linfocinas"[17].

Agente etiológico: diversos tipos de bacilos Mycobacterium tuberculosis ou bacilo de Koch. O período de incubação para lesões primárias é de quatro a seis semanas. Uma vez tratada, a infecção pode não passar da fase primária, como pode reativar-se após período de muitos anos sem se manifestar. Estas lesões provocadas pelo bacilo, habitualmente, consistem em uma ou mais células gigantes envolvidas por camadas concêntricas de células epiteliais e células mononucleares à periferia.

O que nos resta dizer que temos que continuar aquelas medidas profiláticas que houve no passado em nosso Estado. Que as autoridades de saúde pública se preocupem com campanhas bem orientadas; realizando exames precoces e tratamento es-

---

17. BEVILACQUA, Fernando. *Manual de fisiopatologia clínica.* Rio de Janeiro/São Paulo: Atheneu, 1997, p. 255, § 1-4.

Manual de fisiopatologia e nutrição

pecializado para a população carente, que é a mais atingida pela tuberculose. A terapia médica deve ser acompanhada de repouso físico e mental, nutrição equilibrada bem orientada por profissional da área. Não existem restrições de alimentos, mas sim alimentos que podem auxiliar na recuperação mais rápida do paciente.

7.17 Alimentação

Agrião – É considerado remédio contra bronquite, catarro e tuberculose pulmonar; fazer meio copo de suco (chá) e completar com leite quente e uma colher de sopa de mel. Tomar quente à noite ao deitar.

Aipo ou salsão – Ingerir em sopas ou o suco é ótimo no tratamento da tuberculose.

Alcachofra – Ligeiramente fervida é um tônico purificador dos pulmões, e ótimo contra a pneumonia, asma, tosse e inflamação dos brônquios.

Alho – Protetor dos pulmões, remédio contra gripe, asma, resfriados e infecções respiratórias.

Cebola-roxa – Sudorífera, combate gripes, resfriados, hemorragia nasal, febre e tuberculose pulmonar.

Cenoura – Combate tosse, catarro, asma e bronquite, limpa as vias respiratórias e cura a afonia. Utilizar o caldo concentrado do cozimento adoçado com mel alivia os ataques de asma e limpa os brônquios na tuberculose da laringe. Preparo: um prato de cenoura ralada *crua*, cozinhar em um litro de água, coar e adoçar com 300g de mel, tomar uma colher de sopa de hora em hora; querendo pode fazer gargarejo.

Cevada – Emoliente ótimo nas doenças inflamatórias especialmente pulmonares, da traqueia, dos brônquios e é expectorante na tuberculose.

Nabo – Dá energia e equilíbrio ao paciente com tuberculose pulmonar, elimina os catarros pulmonares e combate também a bronquite.

7. Sistema respiratório

Repolho e rabanete – Alimentos utilizados como salada crua combatem a asma, bronquite tosse e tuberculose pulmonar.

Soja – Tanto o feijão soja, como a farinha e o leite são importantíssimos no tratamento do paciente com asma, bronquite e tuberculose pulmonar.

FRUTAS

Abiu – Excelente fruto usado como remédio para todas as doenças pulmonares crônicas, inclusive tuberculose.

Amêndoa – Fruta fortificante dos pulmões, ajuda na cura de tosses, bronquite, catarro pulmonar e demais problemas das vias respiratórias.

Banana – Aumenta as reservas alcalinas do sangue, auxiliando na cura da tuberculose.

Caqui – Fruta excelente contra as enfermidades respiratórias, além de fortalecer o organismo na tuberculose.

Castanha-do-pará – Fruta indispensável ao paciente desnutrido, com tuberculose pulmonar. É tônico dos pulmões e peitoral expectorante nos resfriados.

8
SISTEMA NERVOSO

O sistema nervoso (SN) é formado pelo cérebro, pela medula espinhal e pelos nervos periféricos que se estendem por todo o corpo. O sistema coordena todas as atividades orgânicas, integra sensações e ideias, conjuga fenômenos de consciência adaptando-os ao organismo nas condições do momento; controla as atividades do corpo, especialmente os músculos.

O SN contém cerca de 30 bilhões de neurônios. Estas unidades fundamentais evoluíram de células neuroefetoras primitivas que respondem, com contrações, a vários estímulos, que são formados por elementos altamente diferenciados em excitabilidade e condutibilidade, as células nervosas neurônios, que, sustentadas pela neuróglia, constituem as vias centrípetas, os centros nervosos e as vias centrífugas.

As vias centrípetas sensitivas conduzem impulsos originados em receptores, corpúsculos especializados e terminações nervosas livres da região estimulada até os centros nervosos; destes, outros impulsos são conduzidos em sentido inverso, pelas vias centrífugas motoras para os órgãos de resposta, os efetores tecido muscular e glandular. Esse complexo "excitação-resposta" e as vias aferentes, centros nervosos e vias eferentes que possibilitam, constituem o arco-reflexo, substrato morfofuncional do sistema nervoso.

Os nervos são feixes de fibras nervosas, incluídas em tecido conjuntivo, que têm função de conduzir impulsos nervosos

Manual de fisiopatologia e nutrição

do centro para a periferia e da periferia para o centro. São constituídos por fibras motoras e sensitivas, somáticas ou viscerais, cada uma delas em volta por suas respectivas bainhas de mielina. As fibras motoras dos nervos em geral emergem da medula espinhal e tronco encefálico; são somáticas e viscerais.

As somáticas conduzem impulsos até os efetores de músculos esqueléticos; as viscerais os conduzem através de conexões simpáticas até efetores localizados em musculatura lisa e cardíaca e tecido glandular. Além de possuir centros onde situam-se em pontos de controle que são: Sistema Nervoso Central (SNC), Sistema Nervoso Periférico (SMP) e Sistema Nervoso Autônomo (SNA).

8.1 Encéfalo

Encontra-se dentro do crânio protegido pelos ossos da cabeça. É no encéfalo que se situa o centro superior do sistema nervoso periférico, e dele partem doze pares de nervos cranianos que são: olfativo, ótico, motor ocular comum, patético, trigêmeos, motor ocular externo, facial, auditivo, glosso faríngeo, vago, espinhal e hipoglosso. O encéfalo é constituído de três porções: cérebro, cerebelo e bulbo.

8.2 Cérebro

O cérebro é a porção mais desenvolvida e mais importante das que compõem o encéfalo, ocupa toda a parte superior do crânio; apresenta várias reentrâncias e saliências, é a sede do pensamento, inteligência, linguagem, memória, percepções visuais, auditivas, gustativas, táteis e olfativas. Constitui-se dos hemisférios direito e esquerdo.

Integra as funções mais complexas do sistema nervoso como: processo do pensamento, armazenamento da memória; é destinado a receber as impressões sensitivas, elaborar reações voluntárias, determinar atividades motoras complexas, é sede de operações psíquicas bastante elevadas e é recoberto pelas meninges, bem como a medula e as demais porções do encéfalo.

8. Sistema nervoso

8.3 Cerebelo

Fica situado logo abaixo do cérebro; é constituído de numerosas lâminas de tecidos nervosos, é responsável pelo controle das atividades musculares, apresenta protuberância anular e dois hemisférios cerebelares, um direito e um esquerdo; está relacionado com a coordenação uniforme dos movimentos da atividade motora do organismo, recebendo impulsos aferentes do córtex motor dos receptores cutâneos, táteis, visuais e viscerais. Os impulsos passam do córtex cerebelar pelos axônios das células para os núcleos. O cerebelo, sem interferir na esfera consciente, controla a harmonia dos movimentos e equilíbrio da musculatura esquelética.

8.4 Bulbo

Está situado abaixo do cérebro, é uma dilatação da corda dorsal, controla o funcionamento dos órgãos internos como o coração, estômago, intestino e glândulas. Ele preside o trabalho desses órgãos no processo da digestão, circulação, respiração e excreção. Apresenta núcleos lenticulares, protuberância anular, (bulbo-medula-corda dorsal). A corda dorsal, também chamada medula espinhal, é a continuação do bulbo, estendendo-se para baixo para o interior do canal formado pelas vértebras.

8.5 Medula espinhal

Medula também chamada de corda dorsal, parte do sistema nervoso central (SNC), contida no canal vertebral que se estende do bulbo para o interior do canal formado pelas vértebras até o filamento terminal, no nível da segunda vértebra lombar. Da medula no sistema periférico partem trinta e dois pares de nervos espinhais ou raquidianos; estabelecendo ligação entre o encéfalo e a medula, também partem nervos que se ramificam indo atingir as mais diversas regiões do nosso corpo.

Manual de fisiopatologia e nutrição

8.6 Sistema nervoso periférico (SNP)

Os nervos periféricos são situados no encéfalo, encontram-se dentro do crânio protegidos pelos ossos da cabeça e formados por redes ramificadas de nervos, e tal é a extensão que dificilmente pode haver um único milímetro cúbico de tecido no corpo humano que não possua terminações nervosas. Deles partem doze pares de nervos cranianos que se comunicam com todas as regiões do corpo.

8.7 Sistema nervoso central (SNC)

O sistema nervoso central é constituído pelo encéfalo e medula espinhal; está ligado aos órgãos e tecidos através dos nervos. Parte do SNC é contida na caixa craniana que compreende o cérebro, o cerebelo e o tronco cerebral. O tronco cerebral integra as funções das reações do controle da postura, do equilíbrio, da respiração e da circulação. O cerebelo atua em íntima associação com todas as partes do SNC, participando na coordenação de todas as funções motoras sequenciais.

8.8 Sistema nervoso autônomo (SNA)

Origina-se no encéfalo, controla as funções internas do corpo; apresenta duas porções: 1) Sistema Nervoso Simpático (SNS), 2) Sistema Nervoso Parassimpático (SNP). Os dois componentes são estimulados por múltiplos centros cerebrais, localizados e transportados da periferia ao córtex cerebral onde se transformam as impreensões, principalmente no hipotálamo e tronco cerebral; funcionam em regra por via reflexa como um estímulo periférico, são levados dos centros nervosos e destes, através dos filetes simpáticos ou parassimpáticos, vem a resposta motora ou secretora.

O sistema nervoso simpático junto com os nervos espinhais têm origem nos segmentos torácicos e nos dois primeiros segmentos lombares da medula espinhal, desce em fileiras uma de

8. Sistema nervoso

cada lado da coluna vertebral. Sua função é acelerar o trabalho dos órgãos internos. Exemplo: controlar o grau de vasoconstrição na pele, controlar o ganho ou perda de calor pelo corpo através das glândulas sudoríparas, controlar a frequência cardíaca, pressão sanguínea arterial, inibição das secreções e dos movimentos gastrintestinais, aumentar o metabolismo na maior parte do corpo. A maioria das terminações nervosas que exerce diversos efeitos simpáticos sobre o corpo físico secreta norepinefrina.

O sistema nervoso parassimpático tem origem em diversos nervos cranianos e também de vários segmentos sacrais da medula espinhal. Todas as terminações parassimpáticas (PSP) secretam acetilcolina. As fibras PSP no nervo oculomotor controlam a focalização dos olhos e a dilatação das pupilas e estas fibras nos nervos vago e glossofaríngeo controlam a secreção salivar, a frequência cardíaca, a secreção gástrica, pancreática e muitas das contrações da parte superior do tubo gastrintestinal; e, finalmente, estas fibras de origem sacral controlam o esvaziamento da bexiga e do reto.

O sistema nervoso autônomo funciona em regra por via reflexa com estímulos periféricos que são levados dos centros nervosos e destes através dos filetes simpáticos e parassimpáticos vem a resposta motora ou secretora. Exemplo: sobre a mucosa do estômago; estimula ou inibe a secreção gástrica de acordo com a preferência do indivíduo e a presença do alimento a ser ingerido.

Todas as ações e reações humanas estão relacionadas com o sistema nervoso autônomo, através do sistema simpático e parassimpático. Quando o primeiro atua acelerando em demasia, o segundo estabelece uma ação contrária retardando o funcionamento dos órgãos internos. Com esse processo há um controle de equilíbrio na função interna do nosso corpo.

A doença do sistema nervoso não tratada poderá no futuro determinar certos problemas mentais em pessoas predispostas. A princípio emprega-se usualmente a comparação com qual-

Manual de fisiopatologia e nutrição

quer doença física comum. Não podemos considerar doente mental quem sofre de ansiedade, dor de cabeça ou insônia.

Começam a constituir doença mental os distúrbios que a partir de um ponto desses ou outro qualquer chegam a um grau tal, fora da normalidade; quando a pessoa mesma fica impedida de ser ou sentir-se feliz, ou quando começa a prejudicar os demais por atitudes que vão desde a irritação excessiva e frequente, sem motivo razoável. Vamos aqui citar algumas doenças que surgem por transtornos do sistema nervoso.

8.9 Depressão

A depressão é uma disfunção da mente, associada em geral à ansiedade, distúrbios nervoso e emocional, do desejo, que cria uma sensação de desespero, com sensação que se perdeu todo o sentido de viver, sem esperança, sem forças, sem energia, sem habilidade para mudar o rumo de sua vida, a pessoa é apática, não tem ânimo nem vontade de mudar a situação depressiva. É um problema psicoemocional que não é fácil combater, porque o indivíduo não procura se ajudar para libertar-se e isso impede por rendição incondicional do paciente.

Mas ele deve procurar, além do tratamento médico que geralmente é indispensável, mudar certos hábitos, eliminando vícios como cafeína e tabaco.

Adotando programas sadios, lazer, como passeios ao ar livre, exercícios regulares de trinta a sessenta minutos diários ou alternados é atividade física suficiente para elevar o nível da circulação geral, da frequência cardíaca normal e do nível suficiente de oxigênio no cérebro. Mas para isso a pessoa precisa estar consciente do problema que está passando, procurando enfrentar a realidade. Só o tratamento e os cuidados dos familiares não resolvem.

8.10 Mal de Alzheimer

É uma perturbação neurológica que se caracteriza por perda da capacidade de convivência social do indivíduo, perda da

8. Sistema nervoso

memória, dificuldade para fixar informações recentes, alterações de conduta agressiva ou passiva, atrofia cerebral generalizada, destruição das células nervosas em várias áreas do cérebro que atuam nas funções mentais. Pode ocorrer em qualquer idade, mas é mais comum após os cinquenta anos.

É uma perturbação neurológica pouco divulgada, mas que ataca milhões de pessoas na segunda metade da vida. Podem ocorrer casos esporádicos como podem ser de origem hereditária. Em muitos casos, até comprovado, o indivíduo começa com os sintomas e a família não procura recurso médico nesta área, por desconhecimento do problema ou por não aceitação do mesmo, achando que o familiar não necessita tratamento neurológico.

Mas quando chega à idade senil a doença já está avançada, restando um tratamento psiquiátrico permanente para o resto da vida e unicamente para uma melhora sem esperança de cura. É uma patologia de etiologia desconhecida; acredita-se na possibilidade de acontecer através de um vírus lento, por intoxicação de metais pesados, como alumínio.

Acredita-se também em alterações genéticas no nível do cromossoma 21, que produz uma proteína precursora da amiloide, ou relacionada a uma diminuição ou ausência da acetilcolina que funciona como um agente transmissor no cérebro; embora haja uma redução geral na contração de todas as substâncias neurotransmissoras.

8.11 Mal de Parkinson

É um distúrbio do sistema nervoso que torna o indivíduo incapacitante, de relativa frequência e longa duração, que ataca pessoas com mais de cinquenta anos. Seu estado clínico é caracterizado por tremores, associados a movimentos repetitivos, rotatórios e involuntários das mãos e da cabeça, com dificuldade para falar, contrações e expressão facial dura, rigidez muscular, diminuição do número de movimentos espontâneos e automáti-

Manual de fisiopatologia e nutrição

cos, transtorno da postura, da marcha, do equilíbrio e da força muscular, sensação de fraqueza, cansaço e depressão.

Diagnóstico: pode ser estabelecido depois de meses ou anos de evolução, geralmente quando aparecem os sintomas característicos da doença, como tremores, rigidez muscular e lentidão de movimentos. Não se conhecem as causas podem ser mormente como sequelas de encefalite letárgica, caso no qual as manifestações clínicas características compreendem crises oculogíricas.

A síndrome também pode ter causa medicamentosa, sendo geralmente transitória como complicações do tratamento especialmente pelos compostos fenotiazínicos. Mais raramente, associa-se a traumatismo ou compressão do mesoencéfalo. Foram demostradas bioquimicamente alterações do metabolismo cerebral das catecolaminas, com concentrações anormalmente reduzidas de dopamina, noradrenalina e serotonina nos gânglios basais e no hipotálamo.

A deficiência de dopamina cria um desequilíbrio com a acetilcolina, o que provoca a confusão dos impulsos nervosos que controlam os músculos e que produzem movimentos musculares oscilatórios, principalmente nas mãos e na cabeça. Não existe uma cura eficaz. Na realidade o tratamento mais recomendado é dietético, que contenha minerais e vitaminas do complexo B, C, E e lecitina.

Onde encontrar? O complexo B: no levedo de cerveja, cereais, grãos integrais, carnes, aves, gema de ovo, castanha-do-pará, nozes, leite, farelo de trigo, ervilha verde, milho, lentilha, agrião, repolho, aspargo, alcachofra, feijão, quiabo, rabanete, soja, brócolis, limão, abacaxi e ameixa-seca.

Vitamina C: nos vegetais folhosos, beterraba, brócolis, couve, mostarda, salsa, nabo, pimentão, tomate, batata, frutas amarelas, acerola, caju, goiaba, manga, melão, morango, kiwi, laranja, lima, limão e toranja.

8. Sistema nervoso

Vitamina E: nos cereais integrais, germe de trigo, soja, óleos vegetais, gema de ovo, castanha-do-pará, nozes, frango, manteiga, alfafa, agrião, abacate, brócolis, espinafre e couve.

8.12 Esclerose múltipla

É uma disfunção do sistema nervoso central, de etiologia desconhecida, que acomete as fibras nervosas mielinizadas e os músculos inervados por elas, se desenvolve como uma doença aguda sem sinais prévios e progride de forma intermitente caracterizada por período de exacerbação com intervalos de semanas, meses ou anos. Há uma destruição da camada de mielina que recobre as fibras nervosas em diferentes partes do cérebro e da medula espinhal.

O material isolante é substituído por tecido cicatricial, apresenta degeneração nervosa (esclerose) em múltiplas áreas, é um processo degenerativo idiopático dos neurônios motores, caracteriza-se por fraqueza motora e espasmo, principalmente, dos membros inferiores associados à atrofia muscular, tremores fibrilares e comprometimento de núcleos medulares, sua atividade fica limitada devido à degeneração dos nervos.

É uma doença de natureza incapacitante, que surge geralmente entre vinte e trinta e cinco anos de idade e de longa evolução, porém com pouco período de melhora. Cuidados nutricionais: o paciente deve receber uma dieta balanceada com a devida adequação à sua necessidade em proteínas, vitaminas do complexo B e minerais como o zinco e o ferro. Deve-se evitar o *stress* físico e emocional.

8.13 Alcoolismo

Este termo foi criado pelo médico sueco Magnus Huss, em 1837, para designar as perturbações causadas pelo uso excessivo de bebidas alcoólicas dos indivíduos. Distinguindo como alcoolismo crônico o hábito característico de beber imoderadamente bebidas alcoólicas diariamente. E embriaguez aguda ou

Manual de fisiopatologia e nutrição

intoxicação alcoólica quando o indivíduo ingere álcool acima de quantidades não fisiológicas; exemplo: 2 gramas por kg de peso em 24 horas, causando no organismo perturbações acentuadas relacionadas ao metabolismo por vias tóxicas.

Segundo muitos autores, alcoolismo é a dependência de uma droga psicoativa que atua preferencialmente no sistema nervoso central (SNC), com incidência de complicações neurológicas na fase crônica, comprometendo o sistema nervoso e podendo ocorrer atrofia do cérebro. Além de causar lesões diversas no esôfago, como refluxo gastroesofágico, pode desenvolver esofagite de refluxo.

No estômago o álcool pode romper a barreira mucosa causando gastrite, algumas vezes hemorrágica, além de prejudicar a absorção de nutrientes surgindo uma série de problemas como: a anemia megaloblástica por deficiência de vitamina B12 e ácido fólico, o mesmo acontecendo no intestino, tanto no alcoólatra agudo como no crônico.

O álcool interfere nas funções principais do transporte de líquidos e nutrientes para este órgão, não absorvendo a vitamina B12, a tiamina (B1) e o ácido fólico causando má absorção e diarreia além da anemia e pancreatite crônica de evolução lenta e progressiva.

Miocardiopatias: o álcool possui efeito deletério sobre o músculo cardíaco desenvolvendo uma insuficiência cardíaca congestiva. No sangue uma intoxicação indireta no sistema hematopoiético prejudica a formação de eritrócitos, surgindo ainda uma concentração elevada de cobre, diminuindo a capacidade de trabalho e facilitando os casos de anemias. Na função renal, o álcool inibe a produção do hormônio antidiurético (vasopressina) que é produzido pelas células do hipotálamo e estocada na hipófise, que contribui para o aumento de reabsorção de água pelos rins.

O fígado é o maior órgão glandular e o mais importante do corpo, assim como a maior vítima do alcoólatra, pois os produtos finais da digestão dos alimentos são transportados direta-

8. Sistema nervoso

mente para o fígado, sendo este o órgão central das reações químicas do metabolismo do álcool.

No alcoólatra crônico é a causa mais comum da cirrose hepática. O álcool provoca um metabolismo hepático desordenado devido à sua conversão para acetaldeído, e da produção de hidrogênio que é resultante desta reação para os efeitos metabólicos e tóxicos do álcool, além de outras enfermidades que surgem no fígado.

O alcoolismo agudo manifesta-se principalmente por alteração de comportamento, variando de uma pequena excitação, chegando até o estado de coma profundo. De acordo com a dosagem de álcool ingerida pode ocorrer demência, delírio com sudorese, agitação psicomotora, alucinações visuais, além dos problemas morais.

O alcoólatra não teme escândalo nem a perda da liberdade, não pensa na família, não tem noção do que está fazendo quando está tomado pela embriaguez. E isto não acontece só na classe menos favorecida. Na classe alta é onde ocorre o mais alto grau de alcoolismo tanto agudo quanto crônico, só que estes começam a beber socialmente e quando se dão conta já se afundaram no vício.

No aspecto social, as autoridades de saúde pública deviam conscientizar-se mais desenvolvendo campanhas contra o álcool, este tóxico devorador de vidas que onera os cofres públicos ano após ano, não só com o tratamento como também sustentando para o resto da vida com o benefício mensal o alcoólatra incapacitado para o trabalho por problemas neurológicos, além da série de patologia causada pelo álcool.

O álcool na sua metabolização requer a tiamina (vit. B1) e quanto maior a quantidade de álcool ingerida maior é a demanda desta vitamina. Quando a dieta é adequada não necessita suplementar a tiamina, mas quando o alimento é substituído pelo álcool as reservas desta vitamina são exauridas rapidamente, acontecendo o mesmo com a vitamina B12 e com o ácido fólico.

Manual de fisiopatologia e nutrição

Um conselho: não beba e alimente-se bem no caso de beber socialmente um drinque ou um copo de vinho. Pois está comprovado que a maioria das enfermidades poderia ser evitada se soubéssemos controlar os vícios e adotássemos uma alimentação saudável. Digo saudável, pois o alimento também pode ser tóxico se não soubermos nos alimentar.

8.14 Alimentação

Acelga – Preparada com limão é um ótimo alimento nas doenças nervosas.

Agrião – Ajuda na cura da neurastenia acalmando os nervos.

Aipo ou salsão – Fortalece os nervos e ajuda nas crises depressivas.

Alface – É sedativa dos nervos na neurastenia.

Alho – Protege os neurônios de danos, atua como fator de crescimento para estimular a ramificação das células do cérebro, recuperando as funções mentais e o *stress*.

Aveia – Contém uma substância hormonal, a pervitina, e tem uma ação estimulante antidepressiva devido a seu alto teor de magnésio que contém que atua beneficiando o sistema nervoso central.

Cebola-roxa – É tônico dos nervos e concilia o sono.

Couve e espinafre – São ótimos para as funções cerebrais, acalmam os nervos.

Pimentão e quiabo – São ótimos nos distúrbios neurológicos caracterizados pela perda de equilíbrio (ataxia) por deficiência da citocromo-oxidase, que impede o desenvolvimento normal dos neurônios motores.

Germe de trigo – É rico em tiamina (vitamina B1) necessária aos nervos, cuja deficiência produz a degeneração do sistema nervoso, frequentemente paralisia e atrofia muscular.

8. Sistema nervoso

FRUTAS

Banana – Controla o *stress*, estabiliza a serotonina, prevenindo a depressão e ativando o sistema nervoso central.

Carambola – Seu suco é ótimo por sua riqueza em trifosfato de adenozina que libera energia nos nervos e nos músculos.

Figo – Recomenda-se para pessoas nervosas com fadiga fácil e cansaço cerebral.

Lima – Fortifica os nervos e é um bom remédio para cura da neurite por seu alto teor de vitamina C.

Maracujá – Controla a serotonina que atua no sistema nervoso. Sedativo leve, seus princípios ativos são alcaloides e flavonoides, o que lhe confere a ação supressora do sistema nervoso diminuindo a ansiedade e a excitação.

Melancia e melão – Contêm um alto poder calmante dos nervos.

Morango – É um tônico nervino por excelência.

Toranja e tâmara – Tônicos calmantes do sistema nervoso e na insônia.

Tamarindo – Tônico que fortalece todo o sistema nervoso.

Tangerina – Tonifica fortalecendo todo o sistema nervoso, cura a neurite, é necessária na contratibilidade muscular e excitação nervosa.

9
SISTEMA ESQUELÉTICO

Este sistema compreende os ossos, cartilagens e articulações, os quais, no seu conjunto, formam o esqueleto ou arcabouço rijo que sustenta o corpo; serve de proteção de órgãos situados em cavidades por ele limitadas e inserção de músculos. O indivíduo adulto possui 206 ossos. Na primeira infância muitos deles são constituídos por diversas partes isoladas que podem soldar-se progressivamente.

Os ossos são constituídos de uma matriz orgânica flexível, extremamente forte, além dos sais ósseos que estão depositados no interior de uma rede de suporte da matriz para produzi-la com dureza e rigidez. A matriz óssea é formada pelos osteoblastos, consiste na proteína colágeno, embebida em uma substância fundamental gelatinosa composta de mucopolissacarídeos, como sulfato de condroidina.

A substância fundamental varia em consistência, de um líquido relativamente fino para um espesso gel, formando assim a interconexão com o líquido fissular que permite uma troca de íons e outros elementos do sangue. Os sais ósseos ou inorgânicos constituintes do osso consiste em pequenos cristais de fosfato de cálcio e pequena quantidade de magnésio, sódio, carbonato, citrato, cloreto e fluoreto.

Os ossos contêm vasos sanguíneos, linfáticos, nervos e medula óssea. Os nutrientes necessários ao metabolismo ósseo passam dos vasos sanguíneos para o líquido intersticial que circun-

Manual de fisiopatologia e nutrição

da os cristais de tal forma que as trocas entre os tecidos e sangue são facilmente realizadas. Aproximadamente 600 a 700mg de cálcio entram e deixam os ossos por dia.

Os ossos longos, principalmente, possuem ainda, na sua medula, o tecido hemotopoiético responsável pela produção das células sanguíneas, glóbulos brancos, vermelhos e plaquetas. Os hormônios influenciam esses processos. O paratormônio controla a reabsorção do cálcio no osso e a calcitonina inibe a retirada do cálcio. O osso, como outros tecidos, está em um estado de equilíbrio dinâmico com os constituintes do plasma e dos outros tecidos.

Todo osso tem capacidade de manter-se com seus níveis normais de calcificação através de dois tipos de células e de dois hormônios, que auxiliam na manutenção do equilíbrio esquelético que são:

• células ósseas osteoblastos;

• células ósseas osteoclastos;

• hormônio paratormônio (da paratireoide);

• hormônio calcitonina (da tireoide).

9.1 Osteoblasto

É uma célula jovem da medula óssea que elabora caseína, que são células de origem parenquematosas, atuantes, tanto na formação óssea como na reposição quando necessário, com função também no depósito normal do cálcio nos ossos.

9.2 Osteoclasto

Célula gigante que contém vários núcleos e que estão presentes em quase todas as cavidades ósseas. Célula multinucleada relacionada com a reabsorção óssea; pela secreção de enzimas que digerem a matriz proteica e dissolve os sais do osso, de modo a serem absorvidos pelos líquidos circulantes e tanto o cálcio como o fosfato são liberados para o líquido extracelular.

9. Sistema esquelético

No interior de todo o osso existem pequenas cavidades disseminadas que, quando ocorre uma reabsorção através da célula osteoclasto, é compensada por uma deposição da célula osteoblástica também contínua de novo osso, dando assim um equilíbrio porque a resistência do osso depende das intensidades relativas desses dois processos. Se um falha, compromete a saúde de todos os ossos.

9.3 Hormônio paratireoideo (produzido pela glândula paratireoide); hormônio calcitonina (produzido pela tireoide)

Estes dois hormônios de ação antagônica são responsáveis pelo equilíbrio do metabolismo do cálcio. O hormônio paratireoideo estimula a atividade dos osteoclastos, resultando a desmineralização dos ossos e o aumento de cálcio no sangue.

A calcitonina diminui o nível do cálcio no sangue e estimula sua entrada nos ossos e sua secreção é muito acentuada. Sempre que a concentração sanguínea de cálcio ficar aumentada acima do normal ela faz com que parte do cálcio sanguíneo seja depositada nos ossos e a sua concentração volte ao normal.

Quando o nível de cálcio no plasma encontra-se baixo o hormônio da paratireoide leva o cálcio dos dentes, dos ossos e dos tecidos para a circulação, mas a calcitonina recoloca novamente o cálcio circulante no interior dos tecidos, nos ossos e nos dentes, mantendo assim um equilíbrio em nosso esqueleto.

9.4 Osteoporose

É um processo patológico no qual o osso perde sua porosidade, a massa total do osso diminui, e ele se torna frágil e quebradiço com tendência a fraturas, dor ao redor do osso e redução da altura do osso. Esta enfermidade se apresenta mais em mulheres que têm 30% a menos de massa óssea, ocorre a partir dos quarenta anos em diante e afeta em torno de 25% das mu-

Manual de fisiopatologia e nutrição

lheres após a menopausa devido, geralmente, à deficiência de hormônios. As causas mais frequentes da osteoporose são:

- incapacidade de absorver a quantidade suficiente de cálcio pelo intestino;
- desequilíbrio da relação cálcio/fósforo;
- deficiência de estrógenos (hormônio feminino);
- falta de exercícios (vida sedentária);
- falta de vitamina D, necessária para absorção do cálcio.

Primeiramente deve-se apanhar sol pela manhã até às 10 horas e após às 16 para auxiliar a vitamina D na absorção do cálcio. Deve-se ingerir alimentos ricos em proteínas, mas deve constar também riqueza em cálcio, fósforo, magnésio, cobre, flúor, vitaminas E, D, C, B12 e ácido fólico.

A vitamina C desempenha importante papel no metabolismo do cálcio nos ossos. Este mineral se fixa sobre uma armadura de tecido conetivo formado no interior do osso, parecido com uma teia de aranha, e é fabricado pela enzima polhidroxilase, e o ativador desta enzima é a vitamina C.

Por este motivo devemos ingerir muita acerola, abacaxi, araçá, caju, kiwi, goiaba, laranja e todas as frutas cítricas, brócolis, pimentão cru e couve-de-bruxelas que são as fontes mais ricas desta vitamina, mas devemos ingerir a fruta *in natura* e o suco preparado na hora de ingerir para que tenha valor medicinal.

Acelga ajuda na formação dos ossos e dentes, também auxilia no tratamento da osteoporose. Chuchu e rabanete são ótimos por seu alto teor de cálcio e fósforo. Lentilha ajuda na formação dos ossos. Leite e derivados são necessários na prevenção e ajuda no tratamento da osteoporose e da descalcificação dos ossos. Melão ajuda na formação dos ossos e dentes e compõe as cartilagens nas articulações.

9.5 Artrite

Define-se como uma inflamação das articulações, podendo ser aguda ou crônica; pode ser causada pelo reumatismo. Algu-

9. Sistema esquelético

mas crises são de curta duração, mas podem reincidir e evoluir para cronicidade. Quando uma artrite aguda atinge múltiplas articulações, provavelmente a causa seja a febre reumática especialmente se o paciente for jovem.

Pode também ser uma manifestação secundária de outra enfermidade como o lúpus eritematoso sistêmico. A artrite se manifesta com dor e inflamação e/ou desgaste das articulações, sendo esta de dois tipos: a osteoartrite e a artrite reumatoide.

9.6 Osteoartrite (ou osteoartrose hipertrófica ou degenerativa)

É uma deformação produzida pelo desgaste das cartilagens das articulações entre os ossos, que causam edema e dor com dificuldade nos movimentos, de tal maneira que estas cartilagens desaparecem provocando atrito dos ossos uns contra os outros, principalmente nas extremidades.

É um processo degenerativo das articulações consequente do envelhecimento e trauma que determinam o desgaste da cartilagem; que agem como coxim entre as superfícies articulares formadas pelos ossos. Sem a proteção das cartilagens este encontro entre os ossos vai determinar a dor no local que causa a deformidade articular; a maior parte das articulações comprometidas perde a sua estabilidade em consequência do processo inflamatório dos tecidos.

9.7 Artrite reumatoide ou atrófica

É uma condição inflamatória crônica, debilitante e frequentemente deformante, tendo grandes repercussões individuais, sociais e econômicas. É uma doença inflamatória crônica que afeta todo o corpo, inclusive as membranas sinoviais das articulações. As mais tipicamente envolvidas são as mãos, os pés, punhos, tornozelos e joelhos.

É uma reação autoimune, onde anticorpos se desenvolvem contra os componentes dos tecidos articulares, o que desenca-

Manual de fisiopatologia e nutrição

deia esta reação pode ser genético, fatores de modo de vida, alergias alimentares e microrganismos, também associada à função anormal do intestino, porque os artríticos têm maior permeabilidade intestinal aos antígenos dietéticos e bacterianos, assim como alterações na flora intestinal.

Sintomas – O indivíduo sente vaga dor articular, febre baixa, fadiga, fraqueza, rigidez articular, podem aparecer articulações edemaciadas e dolorosas em várias semanas. Pode ocorrer dor articular forte com muita inflamação que começa nas articulações pequenas, mas afeta progressivamente todas as articulações do corpo, causada pelo acúmulo de líquido na membrana de revestimento articular e pela inflamação dos tecidos subjacentes.

A inflamação e a dor nas articulações geralmente começam nas mãos e nos pés, porém podem apresentar-se na coluna vertebral ou em outras áreas. Esta doença quando não tratada adequadamente poderá impedir a pessoa de movimentar-se, uma vez que é uma patologia deformante e debilitante.

É diferente da artrose porque esta estende-se por todo o corpo inflamando cartilagem e membrana sinovial ao redor dos ossos ocasionando a saída do líquido gorduroso que serve para lubrificar e proteger os ossos contra atritos e desgaste. O tempo frio e úmido faz muito mal para o artrítico, a pessoa apresenta dificuldade para o trabalho manual e para caminhar (principalmente se for obeso).

A dieta deve ser rica em alimentos integrais, frutas oleaginosas, vegetais e fibras, pobre em açúcar, carboidratos refinados, carnes e gorduras saturadas. As gorduras dietéticas como ácidos graxos insaturados são importantes mediadores da inflamação, através de sua capacidade de formar prostaglandinas, tromboxanos e leucotrienos.

Importante também para diminuir a resposta inflamatória é o consumo de peixes de águas geladas, como o salmão, a cavala, a sardinha e o arenque. São excelentes fontes de ácidos eicosapentanoicos (EPA) que competem com o ácido araquidônico.

9. Sistema esquelético

O artrítico deve ingerir se possível diariamente esses peixes, ou em dias alternados; pode ser pequenas porções.

9.8 Gota

É uma artrite das pequenas juntas acompanhada de dores fortes, inchaço e vermelhidão, quando se prolongam, deformam as juntas, é uma desordem metabólica caracterizada por surto de artrite aguda com depósitos tofáceos de urato de sódio.

A lesão patogênica da gota é o tofo conglomerado de cristais de uratos, delimitado por tecido conjuntivo reacional, que tendem a se depositar nas epífises ósseas, cartilagens, rins e estruturas periarticulares, tendo uma reação inflamatória aos cristais de urato monossódico depositado nas articulações e em torno delas.

A gota é incluída na classificação das artrites, pela frequente ocorrência da incapacidade de mobilização. É um tipo de artrite causada pela presença de cristais e de ácido úrico nas articulações dos pés e das mãos, por um erro inato do metabolismo do ácido úrico caracterizado por hiperuricemia e ataque recorrente de artrite aguda, na maioria das vezes do grande artelho por depósitos tofáceos de uratos.

O complexo sintomático da gota, o qual pode ser adquirido como uma complicação de desordens mieloproliferativa, acumulação de maior quantidade de urato que ocorre geralmente no paciente gotoso, bem como em decorrência de terapia diurética muito longa, absorção de uma alimentação inadequada com purinas (ex.: carnes), superprodução endógena, diminuição da excreção renal ou gastrintestinal, ou da destruição endógena.

Obesidade, hereditariedade, uso excessivo de carne vermelha e o *stress* são fatores principais da gota, principalmente em pessoas predispostas. Deve-se ingerir muita água, pelo menos uns dois litros diários, para ajudar a diluir estes cristais, adotar uma dieta sadia e bem orientada, eliminar carne vermelha,

Manual de fisiopatologia e nutrição

se possível eliminar qualquer tipo de carne, frituras, bebidas alcoólicas e refrigerantes, carboidratos refinados (farinhas e açúcar branco).

Comer bastante morango, cereja e muita uva preta, que são antioxidantes com grande fonte de vitaminas A, E, B1, B2, B12 e dos minerais cálcio, magnésio, fósforo, ferro e potássio. Comer bastante acelga, agrião, alface, alcachofra, alho, amora, batata-doce, batata-inglesa, berinjela, caqui, cebola, chicória, couve, dente-de-leão, figo, framboesa, groselha preta, pepino, pimentão, rabanete, tomate, soja. A laranja, lima, melancia e melão dissolvem e eliminam o ácido úrico. Amêndoa, amendoim, morango e tangerina são analgésicos, pois possuem alto conteúdo de ácido salicílico.

9.9 Lúpus eritematoso sistêmico

É uma doença vascular do colágeno. Caracteriza-se por apresentar reações inflamatórias focais, vasculite e degeneração do colágeno. Considerado o modelo das doenças pela autoagressão; em sua patogênese considera-se principalmente no grande conjunto de fatores atuantes. Uma predisposição genética, anormalidades imunológicas e modificação do colágeno, pois é neste que conduz a degeneração fibrinoide e a infiltração celular.

Moléstia caracterizada clinicamente por febre, dores ósseas, musculares e articulares, anemia, leucopenia e, frequentemente, com erupção cutânea (semelhante ao lúpus eritematoso discoide). Caracteriza-se patologicamente por alteração do tecido conectivo, especialmente das arteríolas, e pela presença de corpúsculos que se coram pela hematoxilina. Em regiões de degeneração fibrinoide dos tecidos acometidos, são atingidos primariamente os rins, o baço e o endocárdio.

Mas por ser uma doença do colágeno pode atingir múltiplos órgãos, principalmente pele, articulações, vasos, vísceras, sistema esquelético e sistema nervoso central (SNC). Vejamos a seguir algumas alterações das diferentes localizações lesionais.

9. Sistema esquelético

No pulmão podem ocorrer infecções, broncopneumonia e derrame de pleura.

Na pele observa-se edema e lesões arteriolares e capilares com infiltrados.

Lesões cardíacas e muito frequente endocardite que podem atingir o endocárdio auricular e ventricular com predominância na válvula mitral.

Lesões renais, sendo a mais típica a lesão em alça devido ao expessamento da membrana basal, de uma ou diversas alças glomerulares.

Quando há suspeita clínica desta moléstia deve-se procurar confirmação diagnóstica através de testes laboratoriais. O médico solicita velocidade de hemossedimentação, contagem total de leucócitos, fator reumatoide, pesquisa de anticorpos antinucleares, urina e pesquisa de células L e E.

Se houver presença de líquido sinovial, este deve ser analisado para determinar o comprometimento inflamatório e a diferenciação do lúpus com a artrite reumatoide. O líquido sinovial do lúpus eritematoso frequentemente mostra uma contagem baixa de células, ao passo que na artrite reumatoide o líquido apresenta intensa característica inflamatória com baixa viscosidade e alta contagem de células.

9.10 Lúpus articular reumático

Pode ser agudo ou crônico, a forma aguda é poliarticular; as articulações e juntas inflamadas fazem parte do quadro clínico habitual. É reconhecido o quadro tipo febre reumática ou artrite reumatoide aguda. Uma manifestação osteoarticular pouco frequente porém muito significativa é a incidência em jovens do sexo feminino.

Pode ocorrer também pela necrose óssea vascular, especialmente da cabeça do fêmur, do úmero e dos joelhos que pode ser secundária ao uso intra-articular de esteroides relacionado ao lúpus eritematoso sistêmico. Na forma crônica compromete as

Manual de fisiopatologia e nutrição

articulações semelhante à reumatoide, no início pode ser aguda associada de dores articulares com artralgias ou artropatia, com sinais de eritema cutâneo nas pontas dos dedos das mãos ou nas asas do nariz associado à prostração, febre, anorexia, mal-estar e múltiplos distúrbios orgânicos.

10
OBESIDADE

O termo obesidade se refere ao acúmulo de 20% ou mais do peso ideal do indivíduo. Podemos conceituar como um estado físico no qual há um depósito excessivo de gordura no organismo. O prognóstico global da obesidade varia com o tipo, mas podemos afirmar que no seu conjunto os obesos estão ameaçados de um número maior de complicações de saúde do que os indivíduos de peso ideal.

O excesso de peso é um sintoma, uma indicação de que alguma coisa está mal no equilíbrio entre a ingesta de calorias e sua utilização pelo organismo. A obesidade vem adquirindo mais importância à medida que mais pessoas atingem uma idade na qual a gordura é facilmente adquirida e difícil de se eliminar; além de serem comuns as doenças degenerativas, como cardiovasculares, osteoartrite, hipertensão, arterosclerose, hérnias, problemas da vesícula e diabetes em pessoas predispostas.

O homem se mantém graças ao equilíbrio dos alimentos e a energia que gasta. O metabolismo energético é a energia produzida pela queima dos alimentos processados no organismo, e esta energia vai ser utilizada para o trabalho interno entre todos os órgãos, além do trabalho externo como atividade física.

Se o indivíduo gastar mais energia do que assimila haverá desgaste orgânico; primeiro nós gastamos carboidratos, a seguir gastamos as gorduras e na falta destes gastamos as proteínas. Mas se gastarmos menos do que ingerimos, os excessos de calorias ficam armazenadas como gorduras, e daí começa ou

Manual de fisiopatologia e nutrição

continua o processo de obesidade, e depois de certo tempo a obesidade torna-se mais séria.

A melhor alternativa na prevenção de doenças e controle da obesidade é controlar a quantidade e qualidade da alimentação; mediante um balanço normal entre a ingesta e o gasto calórico, enfim, uma dieta balanceada com verduras, legumes, frutas, grãos integrais, pouca gordura principalmente saturada, sem carne gorda, pouco açúcar e eliminando as frituras.

Para perder peso deve-se caminhar pela manhã, mas antes deve-se comer hidrato de carbono complexo 20 a 25 minutos antes de sair. Cada molécula de HC faz acoplar três moléculas de água que faz hipertrofia muscular e faz emagrecer. Na dieta hiperlipídica vai ocorrer uma restrição de hidrato de carbono que vai levar à formação de corpos cetônicos, ocorrendo perda de peso e de massa muscular, porque vai utilizar proteína muscular. Resultado: vai apresentar fadiga muscular e doenças renais.

Desde a infância o indivíduo apresenta um número fixo de células adiposas que não mudam muito no decorrer da vida. Durante os anos da vida adulta, quando um excesso de calorias é consumido e não utilizado através do gasto energético equivalente, a gordura se acumula nas células adiposas que aumentam de tamanho; não há contudo aumento no número total de células adiposas no organismo.

Em resumo, no adulto existe um número fixo, as quais, como pequenos balões, aumentam de tamanho quando armazenam excesso de gordura, e diminuirão de tamanho à medida que as reservas de gordura existentes forem utilizadas. Este número total de células adiposas no organismo do indivíduo é fixado na adolescência; contudo, durante a infância e início da adolescência o excesso de alimento dá um ganho rápido de peso podendo induzir um aumento substancial duas a cinco vezes o normal.

Esse tipo de obesidade é uma forma mais severa e menos sujeita à redução de peso. Isto é também compatível com o fato de que a maioria das crianças obesas transformam-se em adul-

10. Obesidade

tos obesos. Fisiopatologicamente, a obesidade pode ser classificada em exógena e endógena. A exógena é a mais comum, por hábitos alimentares errôneos e caráter sedentário da vida sem redução na ingesta calórica, que são as causas mais frequentes. A endógena é a menos comum; o sistema endócrino atua na distribuição de gordura no organismo.

10.1 Obesidade de origem nervosa

É caracterizada pelo aumento de peso de cinco a oito quilos por mês, pela intensidade da retenção aquosa associada à sobrecarga de gorduras (raramente a par com a oligúria), por neuroses, por distúrbios emocionais, ansiedade, depressão etc. Havendo uma grande resistência aos regimes de emagrecimento que na maioria das vezes não dão resultado satisfatório; resultando em ingesta excessiva de alimentos.

Pessoas com este tipo de obesidade, além da dieta adequada com nutricionista, ainda dependem de um bom acompanhamento psicológico para vencer seus problemas, e mesmo assim não é com um tratamento rápido que a pessoa liberta-se da obesidade.

10.2 Obesidade de origem endócrina

Podemos conceituá-la a ser por intermédio da hipersecreção de insulina ou por acúmulo de produção do hormônio cortisol. É comum encontrarmos famílias com predisposição à obesidade, mas que também carregam uma herança não genética, mas de maus hábitos alimentares aprendidos na mesa com seus antepassados.

Sendo assim, na realidade o mais correto é que a causa real da obesidade é o excesso de ingesta calórica por falta de controle ou de uma orientação adequada. Toda a obesidade realmente poderá envolver um distúrbio no funcionamento de uma ou mais glândulas endócrinas como a tireoide ou a hipófise, mas normalmente uma ingesta excessiva alimentar é o fator primor-

Manual de fisiopatologia e nutrição

dial contribuinte. Fatores endócrino ou hormonal podem apenas facilitar o desequilíbrio de peso.

A obesidade é mais propensa a ocorrer em pessoas sedentária, porque gastam menos energia diária, e as calorias são queimadas através de exercícios físicos, caminhadas etc. Mas independente do tipo ou causa da obesidade, o indivíduo obeso necessita restringir sua ingesta calórica. Isto não quer dizer deixar de alimentar-se nas horas exatas, mas sim controlar seu alimento que cubra suas necessidades nutritivas sem o excesso de calorias desnecessárias.

Bem sabemos que o centro da fome e da saciedade é localizado no hipotálamo, que é uma porção do cérebro de aproximadamente cinco a seis centímetros de tamanho, que fica numa base próxima ao tronco cerebral. É nessa pequena área que localiza-se o principal regulador da alimentação.

Sendo assim, para melhor funcionamento desse centro devemos ingerir alimentos ricos em fibras, carboidratos complexos e pobres em gorduras saturadas, acompanhados de exercícios adequados a cada indivíduo. Exemplo: caminhar uma hora por dia é um meio seguro sem riscos e eficaz de emagrecer ou controlar seu peso com saúde.

ANEXOS

Colesterol – Álcool monoídrico não saturado da classe dos esteróis, é um constituinte de todos os óleos e gorduras animais, da bile, dos cálculos biliares, do tecido nervoso, da gema de ovo, do sangue. É encontrado, às vezes, em focos de degeneração gordurosa. É uma substância cristalina branca, insolúvel em água. Tem importância no metabolismo e em seu derivado pode ser ativado para formar a vitamina D.

Triglicerídios – Éster da glicínia no qual todos os seus grupos hidrolíticos são esterificados com um ácido; os óleos fixos animais e vegetais compõem-se principalmente de triglicerídios e ácidos graxos. O triglicerídio é uma gordura formada por três moléculas de ácidos graxos associada a uma molécula de glicerol. Esta é a principal forma de gordura armazenada no corpo servindo de reservas energéticas para o indivíduo.

São gorduras de depósito que se acumulam principalmente no tecido subcutâneo abdominal; é uma forma de estocagem de energia dos alimentos ingeridos como: doces, açúcares, óleos e alimentos gordurosos; esta energia é mobilizada nas situações de jejum. Os triglicerídios derivados da alimentação podem ser incorporados ao tecido adiposo, ou sofrer lipólise e reesterificação.

O excesso de hidrato de carbono na alimentação é guardado como glicogênio ou transformado em triglicerídio ainda para depósito; esta transformação pode realizar-se no tecido adiposo ou no fígado. No tecido adiposo a glicose entra como tal, sofre a lipogênese e transforma-se em triglicerídios que é aí armazenado. No fígado a glicose igualmente entra e sofre lipogê-

Manual de fisiopatologia e nutrição

nese; mas, para não viabilizar suas demais atividades, o fígado organiza este triglicerídio até uma lipoproteína (VLDL), que passa para o plasma. Esta VLDL é o resultado do carboidrato que serviu de alimento.

Os triglicerídios no duodeno são hidrolizados pela lipase pancreática em ácido graxo e glicerol. Na mucosa intestinal os ácidos graxos e os monoglicerídios são reesterificados em triglicerídios que serão transportados aos vasos linfáticos. O triglicerídio é muito perigoso em altos níveis, provoca ataque cardíaco e infarto do miocárdio, principalmente se tiver colesterol LDL alto e HDL baixo.

Alimentos que diminuem o colesterol LDL e aumentam o HDL são: feijão de qualquer tipo, lentilha, grão-de-bico, soja, farinha de aveia, uma xícara ao dia é o suficiente. A principal substância presente na aveia é o betaglucano, uma fibra viscosa e solúvel que se consolida no trato intestinal. Meia cebola-roxa crua por dia aumenta o HDL e baixa LDL, assim como o alho, peixe gordo que contém alta quantidade de ômega-3 como o salmão, arenque, cavalinha, sardinha, atum, ostra, marisco, amêndoas, nozes e abacate.

Alimentos ricos em vitamina C, como pimentão, brócolis, limão, goiaba e laranja e demais frutas, e os alimentos ricos em betacaroteno como a cenoura, espinafre e o vinho tinto se tomado com moderação. Exemplo: um cálice no almoço e um no jantar, mas não deve passar disso, poderá tomar um copo de suco de uva e comer a uva preta, pois o álcool aumenta o triglicerídio.

O azeite de oliva e óleo de canola ajudam a diluir o LDL, evitando a oxidação tóxica do colesterol. A castanha-do-pará, amêndoas e nozes possuem uma gordura monoinsaturada que baixa o LDL desestimulando a oxidação. Uma xícara ao dia de brócolis, cenoura, morango ou abacate é o suficiente para aumentar o HDL e baixar o LDL; maçã duas a três ao dia, comer legumes e grãos integrais, estes são ricos em coenzima Q10, um potente antioxidante que também destrói os radicais livres.

Anexos

O vinho não deve passar de dois cálices ao dia, e é importante tomar junto com a refeição para atuar na prevenção de coágulos, pois ele promove a atividade antitrombótica, desestimulando as doenças cardiovasculares. Porém, se passar desta quantidade a pessoa que tem problemas cardíacos ou colesterol e triglicerídios altos, ao invés de proporcionar sua melhora, vai estimular os coágulos até o ponto de provocar a volta de todos os problemas cardíacos.

Evite gordura animal que é saturada, como a carne gorda, queijos, leite integral, aves com pele. Óleos vegetais são poli-insaturadas com alto teor de ômega-6 como os óleos de milho, açafrão e semente de girassol, encontrados também na margarina. O grande consumo desses óleos pode prejudicar severamente a atividade imunológica. Estes incorporam-se nas partículas do colesterol LDL e são prontamente oxidados transformando-os em uma forma tóxica capaz de destruir as artérias.

Quando consumimos ômega-6 proveniente da ingesta de muita carne vermelha, margarina e óleo de milho, eles ficam propensos a se transformar em ácido araquidônico, que libera substâncias altamente inflamatórias ou promove o espessamento do sangue causando constrição vascular. A gordura proveniente dos frutos do mar é radicalmente diferente e mais benigna.

Seus ácidos graxos ômega-3 transformam-se em substâncias que combatem o acúmulo de plaquetas, dilatam os vasos sanguíneos e reduzem inflamações e danos às células. Mas também há um equívoco ao retirar toda a gordura da dieta, e substituir por quantidade maior de hidrato de carbono (HC) que o normal é de 55 a 60% do VCT, pois este é o maior responsável pelo aumento do colesterol e principalmente de triglicerídios.

O excesso de hidrato de carbono na alimentação causa excesso de ácido graxo saturado, inibe o LDL que facilita a entrada de gordura nos tecidos. Devemos sim evitar as frituras, muita carne vermelha e o álcool, para prevenirmos ou eliminarmos o colesterol LDL e o triglicerídio alto, e aumentar o HDL que é benéfico à saúde. A dieta saudável deve constar de 15 a 20% de

Manual de fisiopatologia e nutrição

proteínas, 20 a 25% de gorduras, incluindo a gordura contida nos alimentos (como por exemplo as frutas oleaginosas).

O organismo não tolera o consumo excessivo de gorduras por serem de difícil digestão e metabolização, enquanto o HC, ao contrário, por ser muito solúvel em água, digere-se e metaboliza-se com muita facilidade chegando ao exagero, e a partir desta ingesta na dieta o organismo sintetiza mais gordura, assim sendo tanto a ingesta fora da norma estabelecida seja de gorduras ou de carboidratos são prejudiciais, aumentando os níveis de colesterol LDL e de triglicerídios. O mais certo é não usar frituras que saturam o óleo e controlar os hidratos de carbono.

Para eliminarmos os triglicerídios precisamos dos seguintes minerais:

Vanádio (V), Molibdênio (Mo), Manganês (Mn), Colina (vit. B), Inositol – Onde encontramos?

V: na pimenta-do-reino, semente de endro, vegetais, óleos vegetais, rabanete, frutas frescas, azeitonas, leite, carne bovina e peixes.

Mo: verduras de folhas verde-escuras, cereais integrais e legumes.

Mn: nozes, ervilha, nabo, cereais integrais e verduras.

Colina: germe de trigo, arroz, aveia, leite, levedo de cerveja, cogumelos, cenoura, feijão, lentilha, couve-flor, alface, brotos de alfafa, suco de laranja ao natural, nozes, castanhas e peixes.

Inositol: germe de trigo, levedo de cerveja, leite, feijão, brotos de feijão, hortaliças, repolho, ervilha, soja, milho, melão, todas as frutas cítricas, todos os produtos de grãos integrais, carnes e peixes. A colina funciona junto com o inositol.

As fibras também são importantes para eliminar o colesterol LDL e o triglicerídio.

GLOSSÁRIO

Absorção – É um processo pelo qual os nutrientes são absorvidos, através da membrana do organismo de um tecido ou compartimento para outro.

Abstinência – É a suspensão de uma substância, autorrenúncia voluntária do consumo abusivo, especialmente de alimentos, bebidas ou substâncias viciantes.

Acalasia – É a incapacidade de relaxamento, aplicado a um órgão muscular oco.

Acetilcolina – É um dos produtos químicos que transmitem impulsos entre os nervos, células nervosas e musculares.

Ácido clorídrico (HCL) – É um ácido inorgânico corrosivo que pode causar queimaduras e produzir vapores tóxicos. É secretado pelas células do estômago para auxiliar na digestão.

Ácido graxo – É uma substância nutricional derivada da série de hidrocarbonetos de cadeia aberta encontrada na natureza (gorduras e lipídios), incluindo colesterol, triglicerídios e vários ácidos graxos essenciais e não essenciais.

Ácido graxo essencial – É aquele ácido que o organismo não produz e precisa ser fornecido através dos alimentos como o ácido linoleico e o linolênico insaturados.

Ácido nucleico – É um elemento de um grupo de compostos combinados com as proteínas e ocorre nos núcleos e no citoplasma. Encontra-se em todos os vírus e células de plantas e animais. Os dois principais são o RNA e o DNA.

Acidose – Estado anormal caracterizado por um processo, que tende a aumentar a concentração sanguínea de íons de hidrogênio (H) acima do normal.

Manual de fisiopatologia e nutrição

Acidose diabética – É uma acidose metabólica, que acontece na diabetes descompensada, causada pelo excesso de corpos cetônicos, caracterizado por fraqueza.

Adrenalina – Nome comercial da epinefrina, hormônio medular da suprarrenal, secretado pela glândula adrenal.

Adstringente – Substância que determina ou produz contrações ou encolhimento da mucosa ou tecidos orgânicos, interrompendo as hemorragias, diarreias e outros corrimentos.

Afecções – Qualquer estado ou alteração patológica do organismo.

Aldosterona – Poderoso hormônio adrenocortical, secretado pela glândula adrenal, poderosíssimo regulador do metabolismo do sódio e do potássio.

Alergia – Capacidade de reação modificada a uma substância específica, que não produz sintomas de hipersensibilidade nos insensíveis. É um mecanismo antígeno-anticorpo. Os alergenos (antígenos) podem ser proteínas, carboidratos, lipídios e outras substâncias. Existe a alergia que acontece com diversos fatores físicos, como o calor, poeira, cheiro, irritação mecânica que se manifesta por urticária, edemas e diversas reações sistêmicas.

Aminoácidos (Aa) – Basicamente os Aa constituem as unidades estruturais das proteínas; por essa razão inundam os espaços intra e extracelulares, para saturar continuamente as variadas matrizes onde se processa a síntese proteica.

Aneurisma – Enfraquecimento da parede vascular, produzindo uma distensão das mesmas. Se o vaso sanguíneo se romper pode ser fatal.

Antioxidante – Composto que impede ou retarda o dano causado por radicais livres ou oxidativos. Exemplo: as vitaminas C e E, os minerais selênio e germânio, superóxido-dismutase (SOS), coenzima Q10, catalase e alguns aminoácidos.

Antocianina – Classe particular de flavonoides que dá às plantas, frutas e flores as cores que variam do vermelho para o azul.

Antiespasmódico – Agente que combate ou evita convulsões aliviando as dores espasmódicas geralmente gástricas.

Glossário

Arterosclerose – Qualquer uma das várias alterações proliferativas das artérias, caracterizadas pela calcificação de placas amareladas, acarretando espessamento das paredes arteriais e perda da elasticidade.

Ataxia – Incoordenação da atividade muscular voluntária, especialmente dos grupos musculares utilizados em atividades com a marcha ou a preensão de objetos; deve-se a qualquer interferência com as vias do sistema nervoso central (SNC) que faz parte do equilíbrio dos movimentos musculares.

Aterosclerose – Processo pelo qual substâncias gordurosas (colesterol e triglicerídios) são depositadas nas paredes das artérias médias e grandes, bloqueando-as e causando muitas vezes problemas cardíacos.

Atonia muscular – Ausência de tônus no sistema muscular, principalmente nos membros inferiores.

Bactéria – É um organismo unicelular microscópico que pode ser benéfico como nocivo ao indivíduo. Umas causam doenças outras podem proteger o corpo de organismos nocivos invasores e ofensivos.

Bainha de mielina – Substância gordurosa branca que circunda as células nervosas e auxilia na transmissão do impulso nervoso.

Beribéri – Moléstia devido à carência de vitamina B1 (tiamina). Caracteriza-se por polineuropatia, anomalias cardiovasculares, edemas e manifestação cerebral.

Betacaroteno – É um pigmento alaranjado, precursor da vitamina A. Cada molécula deste libera duas moléculas de vitamina A; é mais antioxidante que esta última, é um protetor do organismo, previne ataque cardíaco, batimentos cardíacos irregulares, infarto do miocárdio e câncer (especialmente de pulmões), aumenta a imunidade eliminando os radicais livres (RL).

Bioflavonoides – É um composto ou derivado de um grupo de flavonas (composto cristalino) coloridas, de atividade biológica como a vitamina P. São considerados nutrientes semiessenciais, de 10 a 20 mil identificados em plantas, frutas, vegetais, chá, cacau, soja em grão, maçã, cebola-roxa, ervas, vinho tinto e nozes. Encontra-se junto da casca das frutas.

Bulimia – É um apetite constante, exagerado e insaciável. Observa-se em estado psicótico, neurótico ou orgânico, que se manifesta por uma necessidade compulsiva de ingerir uma quantidade não controlada e excessiva de alimentos.

Manual de fisiopatologia e nutrição

Cafeína – Alcaloide encontrado no café, nas folhas do cafeeiro, no chocolate, no guaraná e nos refrigerantes; é adicionado a alguns analgésicos, medicamentos contra a gripe e aqueles usados para estimular a capacidade mental. A cafeína é caracterizada pela propriedade diurética; ela excita o sistema nervoso central, age sobre o sistema muscular, sobre o músculo cardíaco, estimula o sistema circulatório e renal, causa aumento temporário da pressão arterial, acelera os batimentos cardíacos e pode provocar arritmias em pessoas suscetíveis.

Cartilagem – Tecido conectivo branco não vascularizado, composto por uma matriz que contém células nucleadas, que atuam como absorvente de choque nas interfaces articulares.

Catarata – Opacidade do cristalino do olho, que resulta no impedimento da visão e eventualmente causa a cegueira. Não existe tratamento a não ser através da cirurgia.

Cirrose – Fibrose difusa que destrói a arquitetura lobular normal do fígado, doença crônica que compreende alterações dos hepatóxitos, com destruição das células hepáticas parenquematosas, caracterizada pela substituição destas por tecido cicatricial cuja causa mais frequente é o alcoolismo.

Colágeno – Proteína fibrosa de natureza mucopolissacarídica, substância albuminoide das fibras brancas, principal componente do tecido conjuntivo.

Colagogo – Composto que estimula a contração da vesícula biliar, por exemplo medicamento como sulfato de magnésio, azeite de oliva e outros que provocam a secreção biliar.

Corticosterona – Hormônio esteroide que ocorre no córtex adrenal, é liberado pelas glândulas adrenais. Tem influência o metabolismo hidrocarbonado e eletrolítico, regula o metabolismo sódio/potássio, tem grande eficiência muscular e protege contra o *stress*.

Cortisol – Glicosteroide adrenocortical, hormônio secretado pelo córtex das glândulas suprarrenais, participa do metabolismo das gorduras, carboidratos, proteínas, sódio e potássio.

Creatinina – Produto final do metabolismo da creatina, encontrada em altos níveis nas doenças renais; é excretado através da urina em taxa constante.

Degeneração – Alteração regressiva das células, caracterizada por deterioração citoplasmática inicial. Em alguns casos pode ocor-

Glossário

rer morte nuclear, sem reação a uma lesão. Processo regressivo que inclui até a morte de nervos, axônios ou tratos do sistema nervoso central.

Desnutrição – Estado patológico secundário a uma deficiência de nutrientes, quase sempre se deve a mecanismos que agem de modo crônico, provocando a instalação progressiva e lenta do quadro clínico pertinente, que pode se dar por anorexia, alimentação inadequada ou insuficiente e má absorção de nutrientes.

Diabetes mellito – Moléstia geralmente hereditária crônica do metabolismo dos hidratos de carbono, devido a transtorno do mecanismo normal da insulina, caracterizada por hiperglicemia, glicosuria e alterações metabólicas.

Divertículo – Extrusão ou bolsa de um órgão oco ou estrutura oca, em forma de saco na parede do cólon, pode ser congênita ou adquirida. Na forma adquirida representa habitualmente uma hérnia da mucosa através da parede da mucosa do órgão.

Enzima – É uma substância completa, um catalisador orgânico, que é capaz de acelerar e estimular alterações químicas em outras substâncias, sem alterar a si mesma; encontra-se em animais e vegetais, que age acelerando sua reação química específica.

Escarlatina – Doença contagiosa que surge repentinamente, após um período de incubação, caracterizada por febre altíssima, coloração vermelho escarlate, seguida de escamação da pele. Enfermidade que compromete o coração ou os rins.

Fator intrínseco – Substância encontrada no sistema gástrico, produzida pelo estômago, que se combina com o fator extrínseco (vitamina B12) da alimentação. A deficiência deste fator pode ser uma causa de anemia perniciosa.

Febre reumática – Febre súbita produzida por bactéria, que pode prejudicar o coração e os rins se não for detida a tempo; costuma causar sopro cardíaco.

Glaucoma – Doença onde a pressão do líquido no globo ocular é tão alta que resulta em muitos danos ao olho, podendo causar atrofia no nervo ótico.

Glúten – Substância nitrogenada sólida, formada pelas proteínas do trigo e de certos grãos que dão a eles o caráter elástico, a gliadina e a glutelina.

Manual de fisiopatologia e nutrição

Hemoptise – É o sangue proveniente da árvore respiratória (pulmão), é um sangue vermelho vivo e espumoso.

Hematêmese – É um sangue escuro provindo do estômago.

Impetico – Doença inflamatória aguda da pele, causada por estreptococos ou por estafilococos, é caracterizada por vesículas e bolhas subcórneas que se rompem e desenvolvem crostas amarelas.

Infecção – É a invasão de um hospedeiro por organismos, como vírus, protozoários, fungos ou bactérias, resultando em estado patológico.

Lactase – Enzima que ajuda o corpo a converter a lactose em glicose e galactose, muito necessária para a digestão do leite e seus derivados.

Lactobacilos – Gênero de bactérias capazes de suportar um grau de acidez, comumente destrutivo para bactérias não espurulantes, capazes também de produzir ácido láctico, responsável pela fermentação do açúcar do leite. No iogurte há o acidophilos.

Lecitina – Mistura de fosfolipídio, composta de ácidos graxos, glicerol, fósforo, colina e inositol. Ela pode ser produzida no organismo, pois todas as membranas de células vivas são compostas de grande parte de lecitina.

Miastenia grave – Doença que provoca extrema fraqueza muscular, oriunda da falta da acetilcolina. Os impulsos nervosos não são suficientes para produzir contrações musculares.

Metabolismo basal – É a quantidade mínima de energia que o corpo necessita em repouso e em estado de jejum. Indica a quantidade de energia necessária para manter os processos vitais, respiração, metabolismo celular, circulação glandular e manutenção da temperatura corporal.

Mielina – Substância gordurosa, mistura complexa de lipídios, extraída de tecido nervoso, contém fosfatídios e colesterol. Recobre as fibras nervosas que formam uma bainha de certos nervos.

Mitocôndrias – Filamento que fornece energia às células, relacionado à síntese de proteínas e ao metabolismo dos lipídios.

Oxidação – É o aumento da valência positiva de um elemento, uma reação química que ocorre originalmente quando o oxigênio é adicionado, resultando em uma transformação química.

Peróxido – São subprodutos dos radicais livres formados em nosso organismo, quando as moléculas de gorduras reagem com o oxigênio.

Glossário

Psoríase – Dermatose inflamatória crônica idiopática caracterizada pelo aparecimento de placas vermelhas, cobertas de escamas imbricadas brancas prateadas; atinge especialmente as superfícies do corpo e o couro cabeludo; pode ocorrer variação ou evolução da forma crônica, exibindo pústulas superficiais com placas vermelho-escuras; pode ocorrer lesões bucais, surge febre e calafrios no início.

Radical livre – Composto não iônico, altamente reativo e de vida relativamente curta, no qual o elemento central está ligado a um número anormal de átomos ou de grupamentos de átomos, caracterizado pela presença de pelo menos um elétron não emparelhado ou valência livre.

Reflexos condicionados aferentes – Conduzem os reflexos de fora para o interior, força centrípeta.

Reflexos condicionados eferentes – Transportam ou conduzem do interior para fora.

Serotonina – É um neurotransmissor presente em numerosos tecidos, especialmente no sangue e no tecido nervoso; estimula diversos músculos lisos e nervos, é essencial ao relaxamento, concentração e a um sono tranquilo.

Síncope – É a perda temporária ou definitiva da consciência sem sensibilidade e motilidade; pode haver diminuição da circulação do sangue ou parada da circulação e da respiração.

Sinergia – Interação entre dois ou mais nutrientes, na qual a ação deles é maior quando ingeridos ao mesmo tempo.

Sistema imunológico – É uma combinação de células e proteínas que ajudam o hospedeiro a combater ou resistir a substâncias estranhas, como o vírus e bactérias nocivas. Estão inter-relacionados no funcionamento deste sistema os seguintes órgãos: sistema linfático, medula óssea, fígado, baço e timo.

Tanino – É um glicosídio amplamente distribuído em plantas, é uma substância cristalina de cor que pode variar do branco ao marrom-claro, e que forma com água soluções coloidais de sabor adstringente. Com propriedade de precipitar proteínas e vários alcaloides em solução. Com a maturação dos frutos perde-se grande quantidades de tanino.

Timo – Órgão localizado acima do coração, que pode ou não ser uma glândula endócrina; ele produz timócitos, os quais ajudam

Manual de fisiopatologia e nutrição

a manter o sistema imunológico alerta contra vírus ou bactérias invasoras.

Transfusão autóloga – Trata-se de um procedimento da retirada de sangue do próprio paciente para posterior transfusão. Esse sangue é armazenado como uma proteção contra doenças transmissíveis, como a hepatite, doença de chagas, HIV e outras.

Uremia – É uma taxa aumentada de ureia no sangue; estado de toxidez, anomalia bioquímica, complexa, que ocorre na insuficiência renal, caracterizada por azotenia, acidose crônica, anemia e diversos sintomas e sinais.

BIBLIOGRAFIA

ANGELIS, Rebeca C. *Fisiologia da nutrição*. Vol. 1 e 2. São Paulo: Edart, 1991.

AUGUSTO, Ana Lúcia et al. *Terapia nutricional*. São Paulo/ Rio de Janeiro/Belo Horizonte: Atheneu, 1991.

BALCH, James F. et al. *Receitas para cura através de nutrientes*. Rio de Janeiro: Campus, 1996.

BEVILACQUA, F. et al. *Manual de fisiopatologia clínica*. 2. ed. São Paulo: Atheneu, 1979.

BOBBIO, Florinda O. & BOBBIO, Paulo A. *Introdução à química de alimentos*. São Paulo/Campinas: FEA/Unicamp, 1992.

BORDINSKI, Lois H. *Dietoterapia*: princípio e prática. São Paulo/Rio de Janeiro/Belo Horizonte: Atheneu.

BURKHARD, Gudrun K. *Novos caminhos de alimentação*. São Paulo: Ave Maria, 1996.

BURTON-HEINZ. *Manual de nutrição humana*. São Paulo: Câmara Brasileira do Livro, 1979.

CARPER, Jean. *O melhor remédio para boa saúde*. Rio de Janeiro: Campus, 1995.

CHAVES, Nelson. *Nutrição básica e aplicada*. Rio de Janeiro: Guanabara Koogan, 1978.

EWM, Janete. *O lado sadio das gorduras*. Rio de Janeiro: Campus, 1997.

GUYTON, Artur C. *Fisiologia humana*. Rio de Janeiro: Guanabara, 1988.

Manual de fisiopatologia e nutrição

HENDLER, Sheldon. *Enciclopédia de Alimentos e Minerais*. Rio de Janeiro: Campus, 1994.

KRAUSE, C. Mahan. *Alimentos, nutrição e dietoterapia*. São Paulo: Roca, 1983.

MITCHELL et al. *Nutrição*. Rio de Janeiro: Interamericana, 1978.

MURRAY, Michael & PIZZORNO, Joseph. *Enciclopédia da Medicina Natural*. São Paulo: Andrei, 1994.

NEVES, David P. *Parasitologia humana*. Rio de Janeiro: Guanabara, 1979.

OLSZEWER, Efrain. *Super saúde*. São Paulo: Ágora, 1987.

RIEGEL, Romeu E. *Bioquímica*. São Leopoldo: Unisinos, 1996.

SCHNEIDER, Erneste. *A cura e a saúde pelos alimentos*. Santo André: Casa Publ. Brasileira, 1985.

SMITH, Thier. *Fisiopatología*. Buenos Aires: Panamericana, 1990.

SOLÁ, Jaime E. *Manual de dietoterapia do adulto*. Rio de Janeiro/São Paulo: Atheneu, 1988.

ÍNDICE

Sumário, 7

Introdução, 9

1 Sistema digestório, 11
  1.1 Boca, 12
    1.1.1 Estomatite, 13
  1.2 Faringe, 13
  1.3 Esôfago, 14
    1.3.1 Etapa esofagiana da deglutição, 15
    1.3.2 Funções do esôfago, 15
    1.3.3 Esofagite, 16
    1.3.4 Hérnia hiatal diafragmática, 16
    1.3.5 Refluxo gastroesofágico, 16
    1.3.6 Pirose, 17
  1.4 Estômago, 17
    1.4.1 Funções do estômago, 18
    1.4.2 Doenças do estômago, 23
    1.4.3 Dispepsia, 24
    1.4.4 Hipocloridria, 24
    1.4.5 Gastrite aguda, 25
    1.4.6 Gastrite crônica, 25
    1.4.7 Úlcera péptica, 26
    1.4.8 Câncer, 28

Manual de fisiopatologia e nutrição

1.4.9 Câncer de estômago e de intestino, 31
1.4.10 Alimentação, 32
1.5 Fígado, 42
  1.5.1 Funções do fígado, 42
  1.5.2 Funções metabólicas normais do fígado, 43
  1.5.3 Vesícula biliar, 47
  1.5.4 Cálculos biliares, 49
  1.5.5 Hepatite viral, 50
  1.5.6 Hepatite viral A, 50
  1.5.7 Hepatite B – viral sérica, 50
  1.5.8 Hepatite C, 51
  1.5.9 Cirrose hepática, 51
  1.5.10 Alimentação, 52
1.6 Pâncreas, 54
  1.6.1 Pancreatite, 56
  1.6.2 Pancreatite aguda, 56
  1.6.3 Pancreatite crônica, 57
  1.6.4 Câncer de pâncreas, 57
  1.6.5 Fibrose cística ou mucovicidose, 58
  1.6.6 Diagnóstico, 62
  1.6.7 Tratamento, 63
  1.6.8 Tratamento nutricional, 63
  1.6.9 Alimentação, 65
1.7 Intestinos, 67
  1.7.1 Intestino delgado, 67
  1.7.2 Intestino grosso (cólon), 68
  1.7.3 Constipação, 71
  1.7.4 Doença celíaca, 72
  1.7.5 Diarreia, 74
  1.7.6 Diarreia aguda, 75

Índice

1.7.7 Diarreia crônica, 75
1.7.8 Disenteria, 75
1.7.9 Alimentação, 76

2 Sistema urinário, 83
2.1 Unidade funcional, 86
2.2 Nefrite, 88
2.3 Pielonefrite, 88
2.4 Síndrome nefrótica, 89
2.5 Glomerulonefrite, 90
2.6 Glomerulonefrite aguda, 91
2.7 Glomerulonefrite crônica, 91
2.8 Insuficiência renal aguda (IRA), 91
2.9 Insuficiência renal crônica, 92
2.10 Síndrome urêmica, 93
2.11 Cálculos renais, 93
2.12 Alimentação, 94

3 Sistema cardiovascular, 99
3.1 Cardiopatias, 101
3.2 Miocardiopatia isquêmica, 102
3.3 Insuficiência cardíaca, 103
3.4 *Angina pectoris*, 104
3.5 Endocardite, 104
3.6 Endocardite crônica, 104
3.7 Miocardite, 105
3.8 Coronariopatia, 105
3.9 Artérias, 107
3.10 Arteriosclerose, 107
3.11 Aterosclerose, 107
3.12 Alimentação, 109

Manual de fisiopatologia e nutrição

4 Sistema circulatório, 115
   4.1 Funções do sangue, 117
   4.2 Plasma, 117
   4.3 Eritrócitos ou hemácias, 119
   4.4 Leucócitos, 120
   4.5 Plaquetas, 121
   4.6 Trombocitopenia, 123
   4.7 Hemofilia, 123
   4.8 Anemia, 124
   4.9 Anemia microcítica ferropriva, 126
   4.10 Anemia falciforme, 127
   4.11 Anemia hemolítica, 127
   4.12 Anemia perniciosa, megaloblástica e macrocítica, 128
   4.13 Anemia aplástica, 128
   4.14 Anemia aguda, 128
   4.15 Leucemia, 129
   4.16 Leucemia aguda, 130
   4.17 Leucemia crônica, 131
   4.18 Alimentação dietoterápica, 132

5 Sistema linfático, 137
   5.1 Funções da linfa, 138
   5.2 Tecido linfoide, 139
   5.3 Linfadenite, 140
   5.4 Linfagite, 141
   5.5 Elefantíase, 141

6 Sistema endócrino, 143
   6.1 Hipotálamo, 144
   6.2 Hipófise ou pituitária, 144
   6.3 Hipófise posterior ou neuro-hipófise, 145

Índice

6.4 Tireoide, 146
6.5 Hipotireoidismo, 147
6.6 Hipertireoidismo, 148
6.7 Bócio, 149
6.8 Bócio nodular, 149
6.9 Paratireoides, 149
6.10 Diabetes, 151
6.11 Insulina, 156
6.12 Hiperinsulinismo ou resistência à insulina, 157
6.13 Alimentação, 159

7 Sistema respiratório, 163
7.1 Cavidade nasal, 164
7.2 Faringe, 164
7.3 Laringe, 164
7.4 Traqueia, 164
7.5 Brônquios, 164
7.6 Bronquíolos, 165
7.7 Pulmões, 165
7.8 Hipóxia, 166
7.9 Dispneia, 167
7.10 Edema pulmonar, 167
7.11 Enfisema pulmonar, 167
7.12 Atelectasia, 168
7.13 Asma, 169
7.14 Broncopneumonia, 169
7.15 Pneumonia, 169
7.16 Tuberculose, 170
7.17 Alimentação, 172

Manual de fisiopatologia e nutrição

8 Sistema nervoso, 175

8.1 Encéfalo, 176

8.2 Cérebro, 176

8.3 Cerebelo, 177

8.4 Bulbo, 177

8.5 Medula espinhal, 177

8.6 Sistema nervoso periférico (SNP), 178

8.7 Sistema nervoso central (SNC), 178

8.8 Sistema nervoso autônomo (SNA), 178

8.9 Depressão, 180

8.10 Mal de Alzheimer, 180

8.11 Mal de Parkinson, 181

8.12 Esclerose múltipla, 183

8.13 Alcoolismo, 183

8.14 Alimentação, 186

9 Sistema esquelético, 189

9.1 Osteoblasto, 190

9.2 Osteoclasto, 190

9.3 Hormônio paratireoideo (produzido pela glândula paratireoide); hormônio calcitonina (produzido pela tireoide), 191

9.4 Osteoporose, 191

9.5 Artrite, 192

9.6 Osteoartrite (ou osteoartrose hipertrófica ou degenerativa), 193

9.7 Artrite reumatoide ou atrófica, 193

9.8 Gota, 195

9.9 Lúpus eritematoso sistêmico, 196

9.10 Lúpus articular reumático, 197

10 Obesidade, 199

    10.1 Obesidade de origem nervosa, 201

    10.2 Obesidade de origem endócrina, 201

Anexos, 203

Glossário, 207

Bibliografia, 215

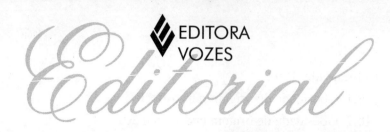

CULTURAL

Administração
Antropologia
Biografias
Comunicação
Dinâmicas e Jogos
Ecologia e Meio Ambiente
Educação e Pedagogia
Filosofia
História
Letras e Literatura
Obras de referência
Política
Psicologia
Saúde e Nutrição
Serviço Social e Trabalho
Sociologia

CATEQUÉTICO PASTORAL

Catequese
Geral
Crisma
Primeira Eucaristia

Pastoral
Geral
Sacramental
Familiar
Social
Ensino Religioso Escolar

TEOLÓGICO ESPIRITUAL

Biografias
Devocionários
Espiritualidade e Mística
Espiritualidade Mariana
Franciscanismo
Autoconhecimento
Liturgia
Obras de referência
Sagrada Escritura e Livros Apócrifos

Teologia
Bíblica
Histórica
Prática
Sistemática

REVISTAS

Concilium
Estudos Bíblicos
Grande Sinal
REB (Revista Eclesiástica Brasileira)
SEDOC (Serviço de Documentação)

VOZES NOBILIS

Uma linha editorial especial, com importantes autores, alto valor agregado e qualidade superior.

VOZES DE BOLSO

Obras clássicas de Ciências Humanas em formato de bolso.

PRODUTOS SAZONAIS

Folhinha do Sagrado Coração de Jesus
Calendário de Mesa do Sagrado Coração de Jesus
Agenda do Sagrado Coração de Jesus
Almanaque Santo Antônio
Agendinha
Diário Vozes
Meditações para o dia a dia
Guia Litúrgico

CADASTRE-SE
www.vozes.com.br

EDITORA VOZES LTDA.
Rua Frei Luís, 100 – Centro – Cep 25689-900 – Petrópolis, RJ – Tel.: (24) 2233-9000 – Fax: (24) 2231-4676
E-mail: vendas@vozes.com.br

UNIDADES NO BRASIL: Aparecida, SP – Belo Horizonte, MG – Boa Vista, RR – Brasília, DF – Campinas, SP
Campos dos Goytacazes, RJ – Cuiabá, MT – Curitiba, PR – Florianópolis, SC – Fortaleza, CE – Goiânia, GO
Juiz de Fora, MG – Londrina, PR – Manaus, AM – Natal, RN – Petrópolis, RJ – Porto Alegre, RS – Recife, PE
Rio de Janeiro, RJ – Salvador, BA – São Luís, MA – São Paulo, SP
UNIDADE NO EXTERIOR: Lisboa – Portugal